引

中华医药文明绵延千年,李时珍的《本草纲目》如同一座跨越时空的桥梁,桥的这端是古人"尝百草、制九剂"的求索,那端是现代人对"自然疗愈"的永恒回望。本书并非对古籍的简单复刻,而是一次传统智慧与现代科学的对话——以古方为根,以今用为叶,让药食同源的哲思在当代生活中焕发新生。

不过,需要特别提醒的是,书中方法源于历史经验总结,不可替代专业医疗诊断与治疗。中医强调辨证施治,因个人体质差异,养生效果或有不同,使用前建议咨询专业中医师。涉及中草药或特殊配方时,务必严格遵循《中华人民共和国药典》中规定的剂量与禁忌,并遵医嘱,像大黄、附子等药材,使用不当可能存在风险。此外,受时代局限,古籍记载需结合现代科学理性看待。养生需智慧,健康无捷径,书中内容仅供参考。愿这些浸润着朝露与炊烟的智慧,化作您餐桌上的一味陈皮、一勺米油,伴您开启自然疗愈之旅。

目录 Contents

第一章 走进《本草纲目》

李时珍其人 ………………………………… 01
《本草纲目》的主要内容 ………………… 01
《本草纲目》的健康箴言：药补不如食补 … 02
李时珍养生心法：四性五味，药食同源 …… 05

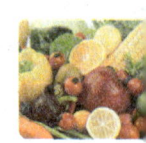

第二章 食物补气血

《本草纲目》中的"补血四宝" …………… 10
气血双补的四味"药" …………………… 12
菠菜、小米：最能滋阴补血 ……………… 14
气血双补要方：十全大补汤 ……………… 15
南瓜：补血又排毒 ………………………… 16

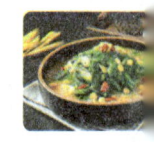

第三章 排出身体的毒素

《本草纲目》中的"排毒明星" …………… 18
《本草纲目》中的排毒智慧 ……………… 23
一杯清茶，补泻兼备 ……………………… 24
清宿便、润肠道的本草偏方 ……………… 25
大黄：通腑将军 …………………………… 28

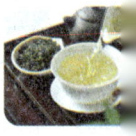

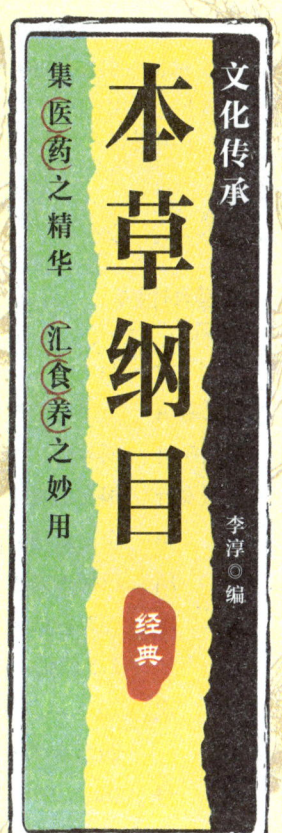

本草纲目

文化传承

集医药之精华
汇食养之妙用

经典

李淳 ◎ 编

国文出版社
·北京·

图书在版编目（CIP）数据

本草纲目 / 李淳编. -- 北京：国文出版社，2025.
ISBN 978-7-5125-1992-3

Ⅰ．R281.3

中国国家版本馆 CIP 数据核字第 20259B32B0 号

本草纲目

编　　者	李　淳
责任编辑	王宇飞
责任校对	刘沐雨
出版发行	国文出版社
经　　销	全国新华书店
印　　刷	三河市兴达印务有限公司
开　　本	787 毫米 ×1092 毫米　　32 开
	2.5 印张　　　　　　　　38 千字
版　　次	2025 年 7 月第 1 版
	2025 年 7 月第 1 次印刷
书　　号	ISBN 978-7-5125-1992-3
定　　价	29.80 元

国文出版社
北京市朝阳区东土城路乙 9 号　　邮编：100013
总编室：（010）64270995　　传真：（010）64270995
销售热线：（010）64271187
传真：（010）64271187-800
E-mail：icpc@95777.sina.net

目录

Contents

第四章 《本草纲目》中的"中庸之道"

保持体内小阴阳的平衡 ········· 29
荷叶：清火很在行 ············· 29
豆芽：祛火小能手 ············· 31
泥鳅：滋阴去虚火 ············· 32

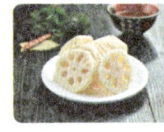

第五章 药食同源

粥是第一补人之物 ············· 35
适量饮酒也能养生 ············· 42

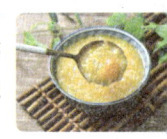

第六章 家庭必备的中草药

鹿茸 ························· 48
地黄 ························· 49
桂圆 ························· 49
枸杞 ························· 50
柴胡 ························· 51

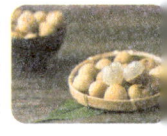

目录 Contents

第七章 从头到脚，本草来呵护

- 姜葱米粥油：普通感冒发汗 ········· 52
- 白芷、川芎：治疗头痛 ············· 53
- 黄连：明目 ························· 53
- 热水泡脚 ··························· 54
- 槐花散、凉血地黄汤：治疗痔疮、脱肛 ····· 55

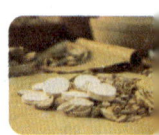

第八章 《本草纲目》中的女性养颜经

- 柠檬蜂蜜：紧致毛孔 ··············· 57
- 鸡蛋珍珠粉：祛除黑头 ············· 58
- 胡萝卜橄榄油：面部保湿 ··········· 59
- 葡萄圆白菜：紧致肌肤 ············· 59
- 猪肝绿豆：明目 ··················· 60
- 橄榄油燕麦片：祛除颈部皱纹 ······· 61

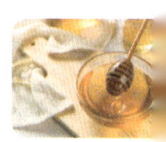

第九章 《本草纲目》帮你巧记食物功效

- 红色：生命力的来源 ··············· 62
- 黄色：天然维生素 C 的源泉 ········ 65
- 绿色：人体天然的"清洁工" ······· 67
- 黑色：滋阴养肾 ··················· 70
- 白色：生命的能量仓库 ············· 71
- 蓝色：镇定烦躁情绪 ··············· 72
- 紫色：延年益寿 ··················· 73

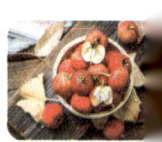

第一章 走进《本草纲目》

李时珍其人

李时珍，字东璧，明代蕲州（今湖北蕲春县）人。他是一位著名的医药学家，著有药物学巨著《本草纲目》。他一生阅读了大量古典医籍，在数十年的行医过程中，李时珍发现本草书中存在很多错误，所以下定决心要重编一部药物典籍。

从35岁开始，他为了编成这部著作日夜苦读，博览群书。为了弄清药物的形状、性味、功效等，他"访采四方"，足迹遍布大江南北。其间他还参考了大量医学专著，经过27年的不懈努力，他终于写成了这部享誉世界的药物学巨著——《本草纲目》。

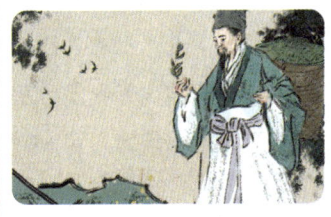

《本草纲目》的主要内容

《本草纲目》是一部汇聚了16世纪以前中国本草学精髓的巨著。它不仅为我国药物学的发展作出了难以估量的重要贡献，同时也对世界医药学、植物学、动物学、矿物学以及化学等多个学科的发展产生了深远影响。英国杰出生物学家达尔文赞誉其为"中国古代的百科全书"。1956年，著名科学家郭沫若为这部著作题词留念时写道："医中之圣，集中国药学之大成，《本草纲目》乃一八九二种药物说明，广罗博采，曾费三十年之殚精。造福生民，使多少人延年活命！伟哉夫子，将随民族生命永生。"由此可见，《本草纲目》中蕴含的智慧早已名扬中外、惠及古今。

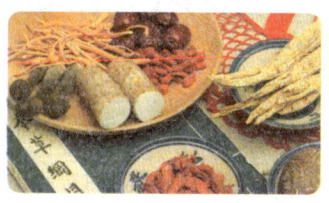

《本草纲目》的健康箴言：药补不如食补

李时珍在《本草纲目》中明确提出"药补不如食补"的观点。"是药三分毒"，相较于查出病再吃药，或者无病时大量服用保健品，注重日常饮食，合理搭配一日三餐来增强体质、预防疾病，显然是更明智的选择。食补才是提升人体抵抗力的关键所在。李时珍根据各类食物的药性和药理，对其进行了详尽分类并加以说明，为现代人制订食补计划提供了宝贵的参考资料。与药补相比，食补成本更低，它所使用的都是日常生活中常见的食材，更易于"细水长流"地滋养身体。

第一章 走进《本草纲目》

《本草纲目》中提到，无论是日常生活，还是病后康复，食补对人体健康都具有非常重要的促进作用。大病后，人体较为虚弱，急需进补，但过于激进的进补方式可能会让人体出现虚不受补的情况。所以，如果能在未病之时就注重通过食物调养身体，便可以在不知不觉中增强体质，从根源上减少疾病的发生。毋庸置疑，不管是平时进补还是病后食补，人们都需要综合考虑个人的体质、肠胃的消化功能和食物的属性，以便选择合适的食物。

很多人对《本草纲目》的认识存在片面性，认为它仅仅是一部医药学著作。事实上，《本草纲目》也是一本极具参考价值的健康食谱。它以食物为出发点进行讲解，当你真正开始阅读这本书时就会发现，它并非只涉及食物介绍，李时珍巧妙地将食物与人体联系起来，什么样的人适合吃什么食物，哪些食物对人体有什么功效，都可以在这本书里面找到答案。人们得以学会科学地选择对自己有益的食物，从而在最大程度上实现食补养生的效果。

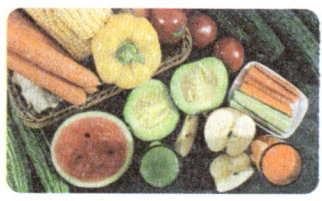
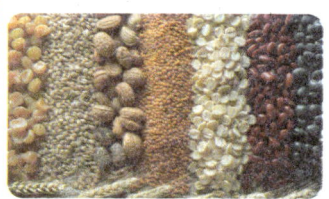

所以，将《本草纲目》中的食疗方法看懂、学会并运用在生活中，就等于找到了保持健康的捷径。但需要注意的是，任何事物的运行都必须遵循一定的规律和法则，否则将无法达到预期目的。正如民谚所说："进补如用兵，乱补会伤身。"这句话形象地说明了进补需要精准合理，否则反而可能对身体造成伤害。

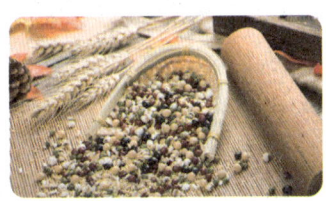

"食补"就是结合个人的身体情况，通过合理的膳食安排，利用不同食物的营养功效进行滋补，从而更加简单、健康、高效地增强自身抵抗力。

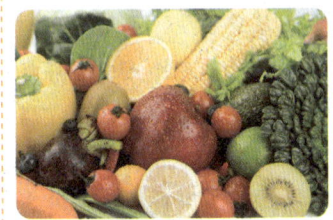

接下来，针对日常食补中容易出现的六大误区，给大家打个预防针。

第一大误区：胡乱进补。在决定进补前，应该先确认自己的体质，并不是每个人都适合进补，否则，不仅会增加支出，还会扰乱身体的平衡状态，更容易生病。

第二大误区：补药越贵越好。药物的价值并不在于其价格的高低，而在于其是否运用得当。就算是大黄这样的普通药物，只要运用

第一章 走进《本草纲目》

得当，也可以成为补药。相反，如果用药不当，即使是人参这样的名贵药材，也可能对身体造成伤害。

第三大误区：进补多多益善。其实，无论吃多好的补药，只要服用过量就可能产生不良反应。例如，过量服用参茸类补品，就可能引起腹胀、不思饮食等症状。

第四大误区：过食滋腻厚味。如果食用过多的肉类食物，它们在体内堆积，就会形成过多的脂肪、胆固醇等，从而影响健康。

第五大误区：以药代食。对于因营养不足而身体欠佳的人来说，不能完全依赖补药来代替食物。应该平衡膳食，适当进补，追根溯源，增加营养摄入，才能恢复健康。

第六大误区：盲目忌口。服用补药时，一般会有一些食物禁忌。但是有的人怕犯忌，在服用补药期间严格忌口，只吃白粥和小菜，这是不合理的。盲目忌口会使人体摄入的营养失衡，反而起不到进补的作用。

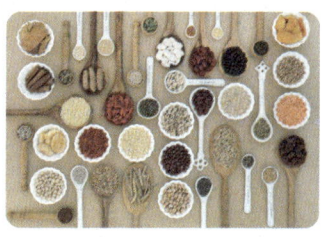

李时珍养生心法：四性五味，药食同源

李时珍在《本草纲目》中提出"四性五味"，强调药食同源。那么何为四性五味？

05

原来,他认为食物同药物一样,都具备寒、热、温、凉四性以及辛、甘、酸、苦、咸五味。选择食物也需和用药一样,只有找到症结所在,依据四性与五味合理搭配,才能真正达到养生的目的。正如《金匮要略》所说:"所食之味,有与病相宜,有与身为害。若得宜则益体,害则成疾。"意思是人们吃的东西,有的对病情有好处,有的对身体有坏处;如果饮食得当就对身体有益,饮食不当则会导致生病。

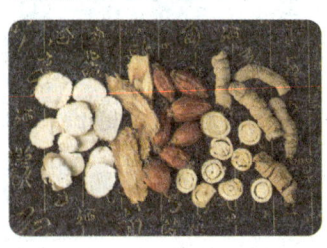

四性宜忌

"四性"即指不同食物分别具备的寒、热、温、凉四种性质。另外,不寒不热、不温不凉的则为平性食物。

适用于热性体质和病症的食物,即为凉性或寒性食物。如西瓜适用于发热、口渴、烦躁等症状;梨适用于咳嗽、胸痛、痰多等症状,它们均属寒凉性质食物。

温性或热性食物与凉性或寒性食物相反,适用于寒性体质和病症的即为温性或热性食物。如生姜、葱白、香菜适用于风寒感冒等症状;干姜、红茶适用于腹痛、呕吐等症状;辣椒、酒适用于肢冷、畏寒、风湿性关节痛等症状,这些均属温热性质食物。

平性食物的性质介于寒凉与温热之间，适合一般体质，寒热病症者皆可食用。

温热类

【代表食物】羊肉、辣椒、生葱、生姜等。

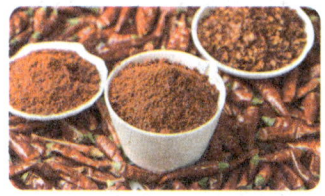

【功效】温补散寒、壮阳暖胃。

【主治病症】适合寒证或阳气不足者食用。对于因寒凉导致的腹痛、泻下等症状，食用生姜、大蒜、花椒等能有效缓解体内寒性。

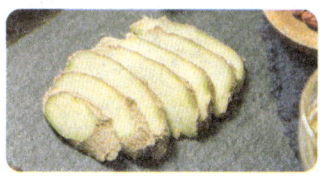

寒凉类

【代表食物】梨、香蕉、枇杷、绿豆、芹菜、菊花等。

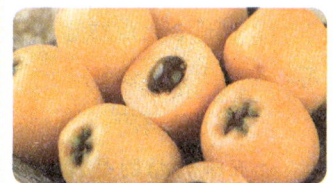

【功效】清热泻火、滋阴生津。

【主治病症】适合热证或阳气旺盛者食用。针对发热、口渴、尿黄等热性病症，西瓜、苦瓜、黄瓜、香蕉等能有效减轻体内热性。

平性

【代表食物】李子、葡萄、花生、莲子、百合等。

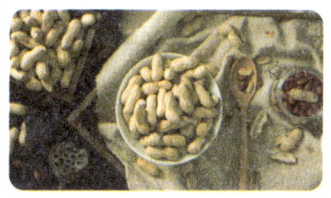

【功效】保健补益。

【主治病症】适合作为日常保健食品，为身体补充营养，也适合大病初愈者食用，有助于身体恢复。

五味解析

"五味"指的是饮食中蕴含的酸、苦、甘、辛、咸这五种基本味道。此外，还存在淡与涩两种味道，但古人认为淡味，附属于甘，涩味附属于酸，因此并未将它们单独列出，而是统称为"五味"。

酸味食物具有收敛、固涩、安蛔等功效。例如，碧桃干能够收敛止汗，有效治疗自汗、盗汗等症状；石榴皮则能涩肠止泻，适用于慢性泄泻的治疗；而酸醋和乌梅具有安蛔的作用，可用于胆道蛔虫病的治疗。

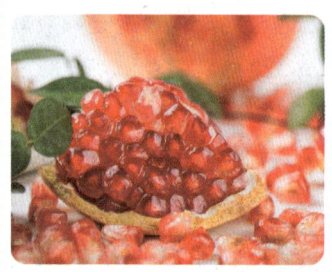

苦味食物具有清热、祛火等效用。例如，莲子能够清心祛火、安神定志，对于心火旺引起的失眠、烦躁等症状有显著疗效；茶叶味苦，能够清心提神、消食止泻、解渴利尿、轻身明目，是饮品中的佼佼者。

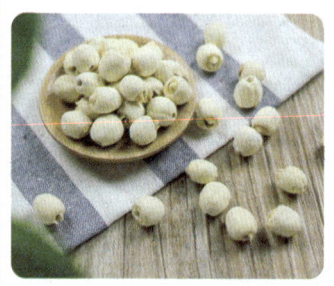

第一章 走进《本草纲目》

甘味食物具有调养滋补、缓解痉挛等作用。如大枣能够补血养心、安神定志，与甘草、小麦一同煮成甘麦大枣汤，可治疗悲伤欲哭等症状；蜂蜜和饴糖都是滋补佳品，其中蜂蜜擅长润肺润肠，而饴糖则擅长健中气、解痉挛。

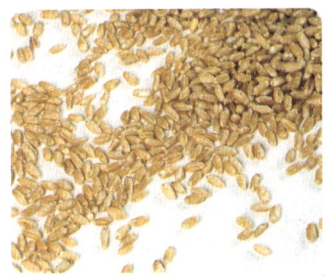

辛味食物具有发散风寒、行气止痛等功效。例如，葱和姜能够发散风寒、治疗感冒；芫荽能够透发麻疹；胡椒能够祛寒止痛；茴香能够理气止痛、治疗疝痛；橘皮能够化痰和胃；金橘则能够疏肝解郁；等等。

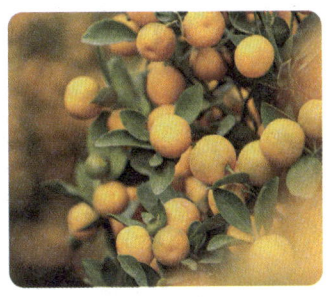

咸味食物具有软坚散结、滋阴潜阳等作用。例如，海蜇能够软坚化痰；海带和海藻则能够消瘿散结气，对于治疗甲状腺肿大具有良好的效果。

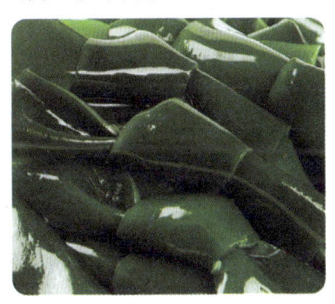

第二章 食物补气血

《本草纲目》中的"补血四宝"

《本草纲目》对"四物汤"非常推崇,所谓"四物",即白芍、当归、川芎、熟地。白芍能够敛阴和血,当归能够补血活血,川芎能够活血行气,熟地能够滋阴养血。四药并用,即可补血行滞,补而不滞,从而达到补血调经之效。

白芍

白芍具有平抑肝阳、养血滋阴、柔肝止痛的功效,用于治疗血虚萎黄、头晕心悸等血虚症状;调理月经不调、痛经等妇科疾病;缓解自汗、盗汗等异常出汗;对胸胁疼痛、手足痉挛疼痛等痉挛性疼痛效果明显;还能改善肝阳上亢引起的头胀、头痛、眩晕、耳鸣、烦躁易怒等症状,是常用的养血调肝药材。

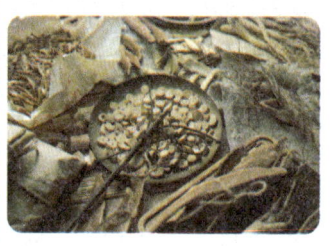

当归

当归具有补血活血、调经止痛的功效,主治血虚萎黄等血虚症状；用于月经不调、经闭痛经等妇科病症；对血虚血瘀所致的跌打损伤、风湿痹痛有疗效。血虚之症多因饮食失养、长期劳累、体力透支等引发。

【本草应用——当归补血汤】

材料：当归（酒洗）约7.46克、绵黄芪（蜜炙）约37.3克。

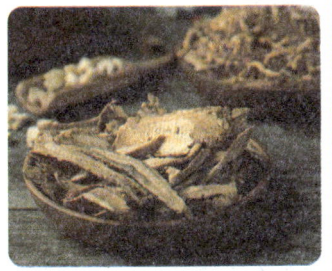

制作方法：将药材洗净，放入锅中，加入约600毫升清水，大火煎煮至水量减半。空腹温服，一天服用两次。

川芎

川芎具有活血行气、祛风止痛的功效，主治血瘀气滞所致的胸胁刺痛、跌扑肿痛；用于月经不调、经闭痛经等妇科病症；对头痛（尤宜风寒、血瘀所致）、风湿痹痛有显著疗效。

此外，川芎能通调血脉，改善风寒侵袭引发的头身疼痛、肢体拘挛；对血瘀所致的疮疡肿痛，可助瘀血消散，常配伍其他药材使用，以发挥其活血行气、通络止痛之效。

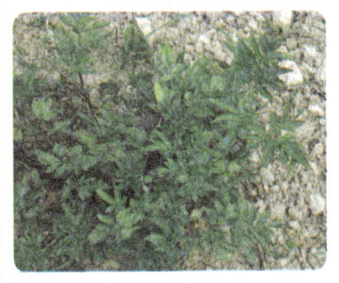

熟地

熟地，又称熟地黄，具有补血滋阴、益精填髓的功效。它能滋养精血、充养骨髓，用于治疗血虚所致的面色萎黄、头晕心悸，以及肝肾阴虚引起的腰膝酸软、须发早白、耳鸣耳聋等症；对肝肾不足、精血亏虚导致的内伤虚弱，有良好的滋补调理作用。此外，熟地黄能滋阴补肾，常用于肝肾阴虚证的调理，是滋阴补血的常用药材。

【本草应用——四物汤】

材料：白芍12克、当归10克、川芎8克、熟地12克。

制作方法：将上述材料用水煎煮，一剂药要煎三次，分别在早上、中午和晚上空腹时服用。

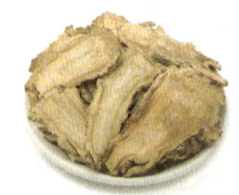

气血双补的四味"药"

《本草纲目》中记载了一个有趣的药方，这个药方有补气养血的双重效果。准备材料为黑豆5斗、火麻子3升、糯米3升、小红枣5斗。将黑豆淘净，蒸3遍，晒干去皮，研磨成末。火麻子浸泡去皮，晒干研磨成末。糯米做成粥，加入黑豆粉和火麻子粉，捣成拳头大的团子，蒸一夜，晒干研磨成末。小红枣煮熟去皮、核，加入前面研磨好的粉末，捣成拳头大的团子，再蒸一夜，晒干研磨成末即可。服用此药物时，以吃饱为度，最好能辟谷。如果感到口渴，可以喝火麻子水，或者喝芝麻水，但是不能吃其他任何食物。

黑豆

黑豆性味平和而甘美，安全无毒，具备活血通络、利水消肿、祛风邪以及清热解毒等诸多功效。在中医理论中，黑豆被视为滋养肾脏的谷物精华，其深邃的黑色象征着水元素，而水元素与肾脏相应，因此，黑豆自然成了调养肾脏的上佳之选。

对于肾虚体质的人群，食用黑豆能够驱散体内风热，促进尿液排泄，有效减轻尿频、腰部酸痛及女性白带异常等不适症状。《本草纲目》中亦有记载，黑豆"入肾功多，故能治水、消胀、下气，制风热而活血解毒"。这不仅彰显了黑豆的广泛药用价值，也强调了它在中医养生中的重要地位。

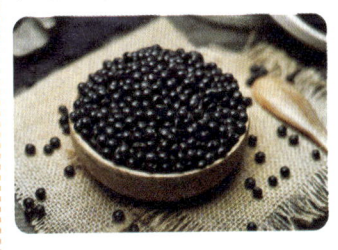

火麻子

火麻子能够滋养脾胃、改善营养不良，还能润燥滑肠，对血虚津亏、肠燥便秘等症状有显著疗效，它主要通过滋养肠道津液、软化粪便来达到通便目的。它还富含不饱和脂肪酸和抗氧化物质，有助于降低血脂、软化血管、清除自由基，从而对改善皮肤状况有一定辅助作用。

糯米

糯米具有温暖脾胃、补益中气的显著功效。它宛如一剂温柔的良药,对脾胃虚寒、食欲欠佳、腹胀腹泻等症状有着良好的缓解作用。正因如此,古人赞誉糯米粥为"温养胃气之妙品",足见其在调养脾胃方面的卓越贡献。《本草纲目》亦对糯米给予了高度评价,指出其能温暖脾胃、补中益气,兼具补虚养血、健脾暖胃的多重功效,进一步印证了糯米在中医食疗中的重要地位。

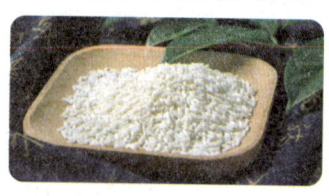

红枣

红枣能够补中益气、养血安神以及缓和药性。每日适量食用红枣,或将其与党参、白术等药材共用,能够增强脾胃功能,提振食欲,同时还有止泻的效果。红枣在许多食疗和药膳配方中常被用作补养身体、滋润气血的佳品。然而,由于红枣含糖量较高,糖尿病患者应适当减少食用。

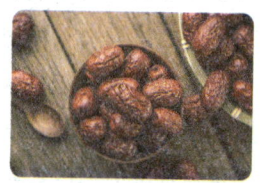

菠菜、小米:最能滋阴补血

女人想要变美变健康,根本不用执着于医美、化妆

第二章　食物补气血

等外部手段。那些围绕在你身旁，买起来实惠，做起来又简单的食物，可能正是关键所在。就拿菠菜和小米来说，许多人往往对它们视而不见。然而，将这两者结合熬制成粥，就成了一道滋阴补血的绝佳美食。让我们一起从内到外焕发光彩吧！

【本草应用——菠菜小米粥】

材料：菠菜100克、小米80克。

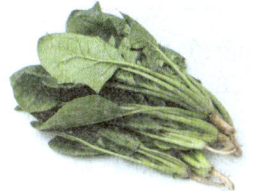

制作方法：将洗净的菠菜切段，放入沸水中煮半分钟至软后捞出沥干。砂锅中加水烧开，加入洗净的小米，转小火煮约20分钟至小米熟软。最后，将备好的菠菜段加入小米粥中拌匀，加盐调味后再煮片刻即可享用。

气血双补要方：十全大补汤

《本草纲目》中在提到瘰疬病（淋巴结核）的治疗时说：体虚者，可用夏枯草煎汁熬膏服，并以膏涂患处，兼服十全大补汤加香附、贝母、远志更好。意思是身体虚弱的人，可以用夏枯草熬成汁，然后再把这个汁熬成稠膏来服用，同时，还可以用这个稠膏涂在身体不舒服的地方；如果再服用十全大补汤，并且在汤里加点香附、贝母、远志这些药材，效果会更好。

十全大补汤特别适用于那些血气俱虚、久病体虚、面色萎黄无华、精神倦怠不振以及腰膝酸软乏力的人群。通过服用十全大补汤，可以有效地帮助这类人补充气血，增强体质，改善身体状况，从而达到恢复健康的目的。

【本草应用——十全大补乌鸡汤】

材料：党参、炙黄芪、炒白术、酒白芍、茯苓各10克，肉桂、熟地、当归、炒川芎、炙甘草、枸杞各适量，乌鸡腿1个。

制作方法：将乌鸡腿放入沸水中汆烫，捞起后冲洗干净。将所有药材用清水快速冲洗后沥干备用。将乌鸡腿和所有药材一同放入炖锅中，加入7碗水。先用大火隔水煮开，然后转小火慢炖30分钟。炖煮过程中，可适当搅拌，使药材的味道充分融入汤中。

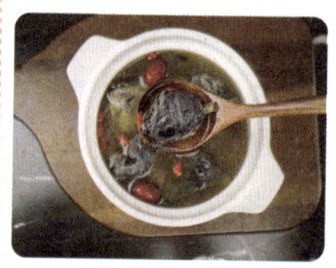

南瓜：补血又排毒

南瓜能够补中益气，有益身体健康。然而，需要注意的是，患有黄疸或脚气病者，短时间内过量食用南瓜不利于病情恢复。南瓜煮粥不仅味道可口，还具有补血

第二章 食物补气血

和排毒的功效。

【本草应用——小米南瓜粥】

材料：小米适量，南瓜适量。

制作方法：将南瓜切成小块，小米淘洗干净并浸泡片刻。接着，在锅中加入适量的清水，将南瓜块和小米一同放入锅中。待烧开后转小火慢煮约40分钟，直至南瓜和小米都熟软。出锅前将南瓜碾碎，根据个人口味加入适量的糖调味即可食用。

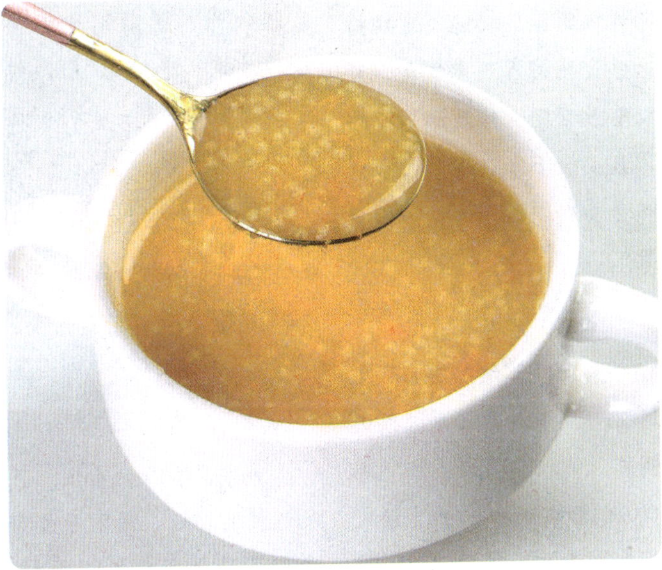

第三章 排出身体的毒素

《本草纲目》中的"排毒明星"

很多食物具有辅助排除体内毒素的功能。定期将这些食物纳入日常饮食，可以有效帮助身体清除累积的毒素。接下来，将为大家揭晓食物界中的十大"排毒明星"，以供参考。

黄瓜

黄瓜能够清热解毒、生津止渴、排毒养颜以及促进新陈代谢。它富含多种营养成分，如维生素C、维生素E、胡萝卜素和丙醇二酸等。这些成分有助于清除体内毒素，美白肌肤，保持肌肤弹性，并抑制黑色素的形成。此外，黄瓜还能促进人体的新陈代谢，帮助消化和排泄，对肺、胃、心、肝及排泄系统都非常有益，特别适合缓解夏日里烦躁、口渴、喉痛或痰多等症状。

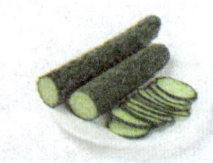

菠菜

菠菜具有养血止血、下气润燥的功效，适用于久病大便不通及痔漏关塞之人。

同时，菠菜还能解热毒、酒毒，适用于痈肿毒发及因酒湿成毒者。其滑冷甘味的特性，使得菠菜能够清理人体肠胃里的热毒，保持排泄通畅，预防便秘。然而，菠菜中含有较多的草酸，可能影响人体对钙的吸收，因此在食用前应先焯水再进行烹调。

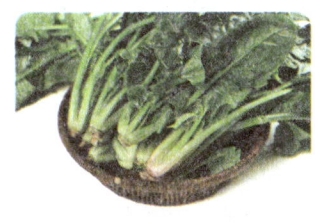

芹菜

芹菜能清热利尿、消肿解毒，还具有清热平肝、祛风利湿、润肺止咳等多种功效。芹菜主治女子赤沃，能止血养精。芹菜中丰富的纤维有助于过滤人体内的废物，经常食用可以刺激身体排毒，对因身体毒素累积而产生的疾病，如风湿、关节炎等有一定的辅助作用。

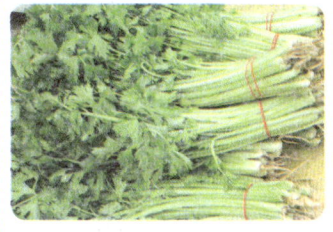

芦荟

芦荟具有泻下、杀虫、清热等多种功效，主要用于治疗肠热便秘、虫积、瘰疬、疥癣以及胸膈烦热等症状。芦荟能够有效清除肠道和肝脏的毒素，并有助于清理血管。它含有多种植物活性成分，如氨基酸、维生素、多糖和矿物质，其中芦荟素能有效刺激小肠蠕动，帮助排出肠道毒素；芦荟因子、芦荟纤维素和有机酸则能软化血管，扩张毛细血管，清理血管内的毒素。

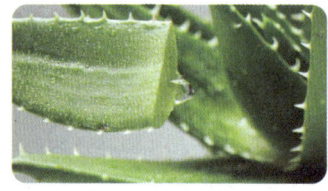

姜

姜具有健脾胃、解表散寒、排毒等多重功效，能够促进毛囊孔开放和皮脂分泌物的排出。姜内含丰富的芬芳挥发油，这些成分可强心、健脾胃及促进血液循环。姜在防治胆结石方面也表现出色。胆结石主要由胆固醇等"毒素"淤积而成，而生姜中所含的生姜酚能有效减少胆固醇的生成，并促进其排出体外，从而预防因胆固醇过多而形成的结石。

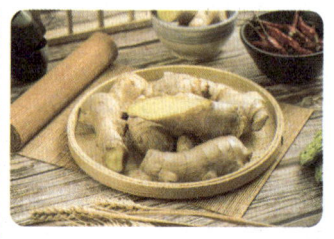

绿豆

绿豆主要具有清热、解毒、祛火的功效，能够促进排出体内毒素，促进机体正常代谢，并有助于降低胆固醇、保护肝脏和缓解过敏反应。它还富含多种营养成分，如B族维生素、葡萄糖、蛋白质和矿物质等，对于改善皮肤状况和提升整体健康水平也有积极作用。

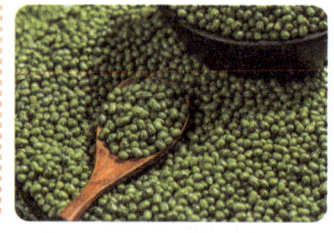

苦瓜

苦瓜能够解毒排毒、养颜美容，还有除邪热、解劳乏、清心明目的功效。现代医学研究发现，苦瓜中含有一种具有显著抗癌作用的活性蛋白质，这种蛋白质能够激活体内免疫系统，增强免疫细胞的活性，有效清除体内的有害物质。苦瓜还富含蛋白质、糖类、粗纤维、维生素C、维生素B以及钙等多种营养成分，对人体健康大有裨益。

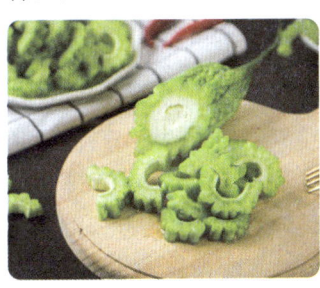

胡萝卜

胡萝卜在《本草纲目》中被誉为"小人参"，具有养血排毒、健脾和胃的显著功效。胡萝卜富含多种营养成分，包括糖类、脂肪、挥发油、维生素A、维生素B、花青素、胡萝卜素以及钙、铁等矿物质。尤为值得一提的是，胡萝卜是一种高效的解毒食物，它所含的丰富胡萝卜素、维生素A和果胶能够与体内的汞离子结合，有效降低血液中汞离子的浓度，并加速其排出，从而维护身体健康。

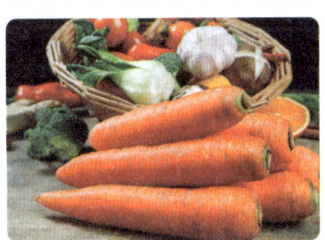

木耳

《本草纲目》中记载，木耳具有排毒解毒、清胃涤肠、和血止血等多种功效，并被誉为"益气不饥，轻身强志"的食材。木耳营养丰富，含有糖类、胶质、纤维素、维生素和矿物质等多种成分，被誉为"素中之荤"。木耳特有的植物胶质具有强大的吸附力，能够有效吸附并排出人体消化系统中的灰尘、杂质等有害物质，从而达到排毒清胃的效果。

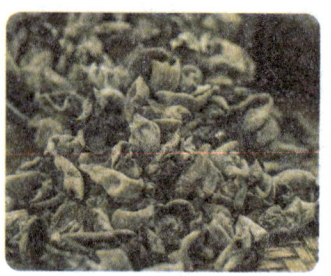

海带

《本草纲目》中记载，海带具有消痰平喘、排毒通便的功效。海带富含多种营养成分，包括藻胶酸、甘露醇、蛋白质、维生素及矿物质等，特别是其丰富的碘含量对治疗甲状腺肿大和碘缺乏症有显著效果。海带中的碘化物能促进病变和炎症渗出物的排出，可降血压、防止动脉硬化，并能促进有害物质的排泄。海带中的硫酸多糖能有效吸收并排出血管中多余的胆固醇，维持血液中胆固醇的正常水平。其表面的甘露醇则具有良好的利尿作用，可用于治疗药物中毒和水肿等症状。因此，海带是一种理想的排毒养颜食物。

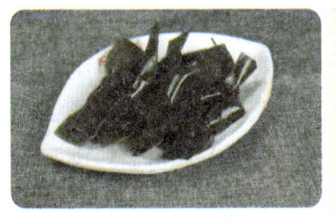

《本草纲目》中的排毒智慧

在《本草纲目》中，详述了八种平衡养生的方法，分别是"汗""吐""下""和""温""清""消""补"。这八种方法各具特色，共同构成了中医养生的精髓。

汗法，是通过促使身体发汗来驱散外邪的一种疗法，它有助于调节体温，排出体内毒素。吐法，是通过诱导呕吐来清除停留在胸膈之上的病邪，如痰涎、宿食或毒物，以净化体内环境。下法，是通过泻下大便来排除肠胃中的实邪积滞，特别适用于治疗大便秘结不通的病症。和法，强调通过和解或调和作用来消除病邪，它注重平衡身体各部位的功能，使身体达到和谐状态。温法，是通过温中散寒、回阳救逆等作用，帮助身体驱散寒气，恢复阳气，使身体温暖如初。清法，专注于清除体内的热邪，特别适用于治疗里热病邪，通过清热解毒的作用，帮助身体恢复平衡。消法，是一种通过消导和散结作用来治疗有形之邪的方法，适用于气、血、痰、食、水、虫等结成的病症，通过渐消缓散的方式，使身体恢复健康。补法，是中医养生中不可或缺的一环，通过补益人体气血阴阳的不足，增强机体的抗病能力，使身体更加健壮。

值得注意的是，中医强调阴阳平衡，对待上火症状，需根据体质不同采用不同的方法。实热宜用清法，而虚火则需用温补，这就是补与泻的不同之处。在使用消法时，也需根据个体情况灵活调整，或先消后补，或先补后消，或消补兼施，以达到最佳治疗效果。

一杯清茶，补泻兼备

中国人对茶情有独钟，不仅仅将其作为一种饮品选择，更将其视作一种深厚文化、一种中医与养生理念。茶，作为中国传统文化的瑰宝，承载着千年的历史与智慧。在中医看来，茶性温和，能够调和身体，不同种类的茶还具有不同的养生功效，如绿茶能清热解毒，红茶能暖胃活血。通过饮茶，中国人不仅滋养了身体，更滋养了心灵，展现了独特的东方韵味与生活哲学。

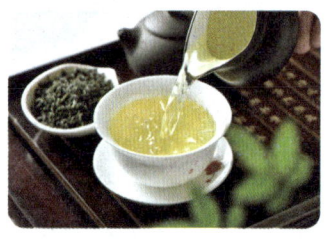

《本草纲目》记载茶味苦、甘，性寒，无毒，传统中医认为甘者补、苦者泻。因此，茶叶兼具补与泻双重功效，成为清热解毒的优选。茶水中富含的维生素和微量元素是维护心血管健康的得力助手，能够有效预防

第三章 排出身体的毒素

动脉硬化和高血压。其独特的防龋成分——氟，可让牙齿得到额外的呵护，饭后以茶水漱口，成为保护口腔健康的简便法门。

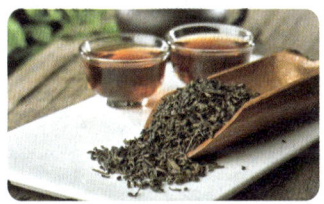

茶叶中的多种维生素和氨基酸，在促进消化、提神醒脑、利尿消肿方面同样为人称道。更值得一提的是，茶中的抗氧化物质，如同时间的逆行者，助力抵抗自由基，延缓衰老的步伐。

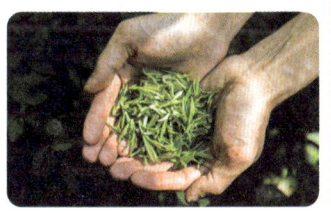

清宿便、润肠道的本草偏方

便秘，这一看似不起眼的问题，实则能引发诸多健康风险。尤其对于女性而言，它更是美丽的大敌。在一档电视台健康节目中，这一观点得到了生动的诠释。节目现场，一个精心设计的屏风将演播大厅一分为二，左边站着五位中年女性，右边则是一位知名的研究排便与美容健康关系的教授。

节目主持人巧妙地引导这五位女性分享各自的排便习惯，随后请这位教授仅凭这些口头描述来猜测每位女士的容颜与身材。令人惊叹的是，这位教授的猜测与实际情况竟有惊人的吻合度。这一幕不仅让观众瞠目结舌,更深刻地揭示了肠道健康与外在形象之间的紧密联系。

肠道作为我们身体的重要组成部分,其健康状况往往能真实反映出身体的整体功能和状况。当肠道出现问题,如便秘等,身体上便有许多外部症状逐一显现。

比如,一个原本美丽动人的女孩,可能会因为便秘等问题而患上令人难以忍受的口臭;又比如,那些早已过了青春期的女性,脸上的痘痘却依然如影随形,这同样可能是肠道不健康的信号。皮肤暗淡无光、失去弹性,以及小肚子总是鼓鼓的、体重不断攀升等问题,也都可能与肠道健康息息相关。

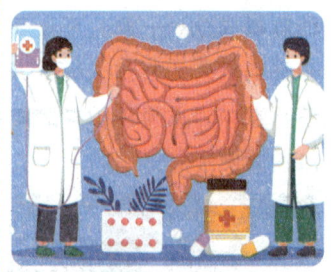

因此,关注肠道健康,解决便秘问题,对于维护我们的外在美丽和内在健康都至关重要。只有肠道健康了,我们的身体才能更加顺畅地运作,我们的美丽才能更加持久地绽放。在民间流传着许多用来治疗便秘的中药偏方,《本草纲目》中就记载了部分治疗方法。这些偏方基于传统习俗和个人经验,通常在医师的指导下能够发挥出一定的疗效。以下收录五条作为参考。

第三章 排出身体的毒素

卷十四"当归"条:"当归、白芷等分,为末。每服二钱,米汤下。"意思是将当归和白芷按照相同的分量混合,研磨成粉末。每次服用二钱,用米汤送服。

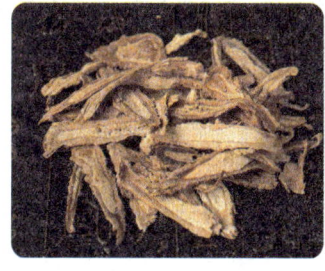

卷十六"葵"条:"用葵子为末,猪脂和丸梧子大。每服五十丸,效止。"意思是将葵子研磨成细末,然后用猪脂(即猪油)调和成如梧子般大小的丸子。每次服用五十丸,就能达到通便的效果,症状缓解后就可以停止服用。

卷二十"酢浆草"条:"酸草一大把,车前草一握,捣汁,入砂糖一钱,调服一盏。不通再服。"用一大把酢浆草和一把车前草,把它们捣烂挤出汁液,然后在汁液中加入一钱砂糖,调匀后服用一杯。如果服用后还没有通便,可以再服用一次。

卷三十五"乌桕木"条:"乌桕木根方长一寸,劈破,水煎半盏,服之立通。不用多吃,其功神圣,兼能取水。"意思是用一寸长的乌桕木根,把它劈开,然后用水煎煮至半盏的量,服用下去后立刻就能通便。不需要多吃,它的功效非常神奇,而且还有取水的附加作用。

卷三十五"皂荚"条:

"用皂荚烧研，粥饮下三钱，立通。"将皂荚烧成灰后研磨成细末，然后用粥汤送服三钱，服用后立刻就能通便。

大黄：通腑将军

想要让肠道保持清洁，大便通畅，中药大黄无疑是一味非常有效的良药，真正担得起"通腑将军"的美誉。《神农本草经》有言，大黄能"荡涤肠胃，推陈致新，通利水谷，调中化食，安和五脏"。意思是大黄能够清理肠道，把旧的废物排出去，带来新的活力，让食物和水顺畅通过，调和肠胃，帮助消化，还能让五脏六腑都安安稳稳的。《本草正义》亦载："大黄，迅速善走，直达下焦，深入血分，无坚不破，荡涤积垢，有犁庭扫穴之功。"即大黄药效特别快，一下子就能跑到身体下部，深入到血液里，没有什么它不能攻破的，能把积累的脏东西全部清掉，就像犁庭扫穴一样彻底。

【本草应用——大黄缓泻方】

材料：生大黄5~10克。

制作方法：用水煎服或沸水冲泡，以大便稀软而不形成水泻为度，每隔2~3日服用一次，根据个人体质及具体情况酌情服用。

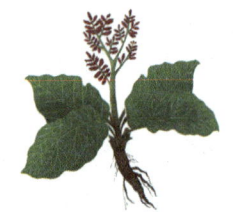

第四章 《本草纲目》中的"中庸之道"

保持体内小阴阳的平衡

在中医智慧中，保持体内的阴阳平衡是健康之本。《本草纲目》中提及的草药与食疗方法，正可助我们调和体内阴阳，维持体内平衡。中医理论认为，"阳者，气之动；阴者，血之静"。在日常生活中，适量食用如人参、黄芪等阳性药材，能补气升阳，增强体质；而枸杞、当归等阴性草药，则能滋阴养血，调和营卫。

除草药外，《本草纲目》还推崇顺应自然、动静结合的养生方式。如晨昏定时作息，日间适度劳作以养阳，夜晚保证充足休息以养阴。此外，太极拳、八段锦等轻缓运动，亦有助于气血流通，促进身体阴阳平衡。遵循《本草纲目》中的养生智慧，结合草药调理与生活方式的调整，我们便能有效保持体内小阴阳的平衡，促进身心健康，享受和谐美好的生活。

荷叶：清火很在行

荷叶、荷花与莲藕，这三者均源自同一种植物，它们蕴含着丰富且各异的养生功效。荷叶以其独特的减肥瘦身效果著称，常服可令人体态轻盈，有效控制体重反弹。荷花泡茶不仅清香淡雅，还能解热清火、镇心安神、益肝健脾，同时兼具止血、利耳目、除口臭的多重益处。

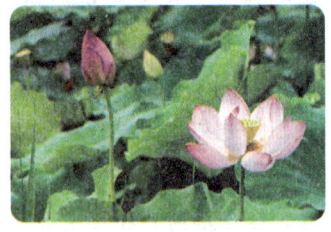

而深藏于淤泥中的莲藕，被誉为"灵根"，性寒味甘，无毒，既能祛瘀生津，又是调中开胃、益血补髓、安神健脑的佳品，特别适合老年人食用，有延年益寿之效。莲藕对于妇女产后消瘀、肺结核病人清肺止血也有显著效果，其制成的藕粉更是营养丰富、易于消化的佳品，适合妇幼老弱滋补食用。

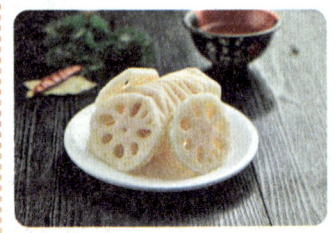

【本草应用——荷叶粥】

材料：鲜荷叶、糯米、冬瓜、薏苡仁。

制作方法：摘取新鲜的荷叶，洗净备用；准备适量的糯米作为基础粥料。如需制作荷叶冬瓜薏苡仁粥，还需准备冬瓜块和薏苡仁。将糯米与薏苡仁一同下锅，加适量水煮至粥将熟。在粥即将煲好时，将洗净的鲜荷叶轻轻盖在粥面上，继续煲煮几分钟，让荷叶的清香充分融入粥中。将煲好的荷叶粥舀起，可放凉至室温或冷藏后食用。

豆芽：祛火小能手

在繁忙的现代生活中，我们常常忽略了身体的细微变化。小小的豆芽，却能以其独特的功效，成为我们日常养生的得力助手。豆芽，这一看似不起眼的食材，实则蕴含着中医理论的智慧，是名副其实的"祛火小能手"。

中医认为，豆芽，尤其是绿豆芽，在祛心火、止血方面有着显著的功效。在春季这个万物复苏的季节，吃豆芽能帮助我们的五脏从冬季的蛰伏中苏醒，迎接生机勃勃的春天。豆芽的清热作用，不仅有利于肝气的疏通，还能健脾和胃，为我们的身体带来轻盈与舒适之感。

豆芽的种类繁多，各有千秋。黄豆芽作为传统品类，能健脾养肝，维生素B_2含量丰富，春季食用能有效预防口角发炎；而绿豆芽则以其清热解毒、利尿除湿的特性，成为湿热体质人群的优选；黑豆芽富含矿物质及多种维生素，养肾效果尤为突出；豌豆芽则以其丰富的维生素A、钙和磷等营养成分，成为护肝的佳品；蚕豆芽则能健脾，补铁、钙、锌等，为我们的健康添砖加瓦。

将豆芽融入日常饮食中，能为我们的身体带来诸多益处。无论是凉拌、炒菜还是煮汤，豆芽都能以其独特的口感和丰富的营养，为我们的餐桌增添一抹亮色。

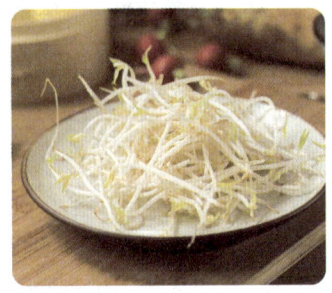

【本草应用——豆芽肉末汤】

材料：豆芽适量，肉末适量。

制作方法：将豆芽洗净备用，并准备好适量的肉末。在锅中加水烧开，将肉末余入汤中。待肉末快熟时，加入豆芽一同煮开。豆芽和肉末都煮熟后，加入适量的盐和味精调味即可。

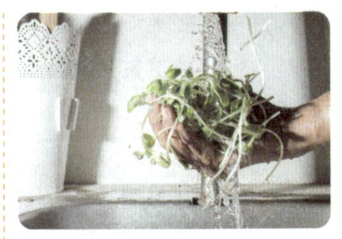

泥鳅：滋阴去虚火

在中医理论中，上火被分为实火与虚火两大类。实火是阴液正常而阳气过亢的现象，仿佛春日里过旺的阳光，让人难以承受。而虚火则是由于阴液不足，使得阳气看似相对过旺，犹如秋夜里的月光，虽不明亮却带有寒意中的一丝燥热。对于虚火，实则需通过滋阴来调和，而非一味地使用寒凉之物来压制。

回顾历史，在物资匮乏的年代，人们衣衫褴褛、食

第四章 《本草纲目》中的"中庸之道"

物粗劣、饥寒交迫,许多人营养不良、体质虚弱,表现出脾虚、畏寒、面黄肌瘦等症状。那时的上火,多为虚火,是身体在贫瘠状态下发出的微弱抗争。然而,时至今日,随着生活条件的显著改善,人们衣食无忧,理论上体质应更为强健,上火也应偏向实火。但现实却并非如此。现代生活的快节奏、高压力,加之夜生活丰富、空调普及以及冷饮过量摄入,使得人体内阳气有余而阴液不足,阴阳失衡,寒湿加重,表现出的上火症状多为虚火。

《黄帝内经》有云:"今夫热病者,皆伤寒之类也……人之伤于寒也,则为病热。"这句话揭示了寒与热之间的微妙关系,指出寒气过重是热病之根。寒气在体内积聚,不仅伤害肾脏,导致肾气虚弱,还会影响各脏器的功能,造成气血两虚。肾为水脏,主司全身水液的代谢与分布。当肾气不足、水液灌溉不足时,身体就如同干涸的土地,火气便随之而生。这便是虚火的本质:由寒生热,由虚致火。

面对体内寒湿重、虚火上炎的问题,我们需寻求滋阴除湿寒的方法。在众多食材中,泥鳅以其独特的功效脱颖而出,成为滋阴除虚火的佳品。《本草纲目》中记载,泥鳅味甘性平,具有祛湿解毒、滋阴清热、调中益气、通络、补益肾气等多种功效。它不仅能解酒、利小便，还能壮阳、收敛痔疮。经常食用泥鳅，能够有效降低身体内的虚火，调和阴阳，恢复身体的平衡状态。

在烹饪泥鳅时，我们可以先将其放入清水中饲养1~2天，待其吐尽泥沙后，再进行烹饪。这样既能保证食材的清洁，又能充分保留其营养与风味。无论是炖汤、红烧还是清蒸，都是不错的选择。

【本草应用——泥鳅炖豆腐】

材料：活泥鳅、豆腐。

制作方法：将豆腐切成丁状，放入沸水锅中，熄火后让豆腐在沸水中浸泡3分钟，之后取出备用。活泥鳅先用沸水洗净，以去除表面的黏液和杂质。洗净的泥鳅放入热油锅中略炒一下，随后加入适量的水。待水沸腾后，放入之前备好的豆腐丁，然后加盖继续烧煮5分钟，至食材熟透入味即可。

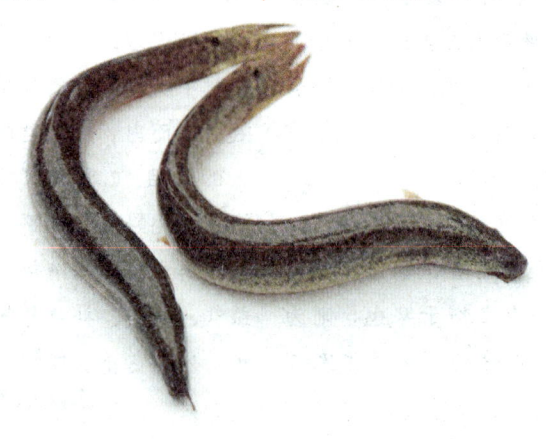

第五章　药食同源

粥是第一补人之物

《本草纲目》将粥誉为"第一补人之物",其滋补养生的功效备受推崇。粥以五谷杂粮为主要原料,经过慢火熬煮,其中的营养成分得以充分释放,易于人体吸收。粥不仅具有暖胃养胃的作用,还能补充人体所需的各种营养。不同粥品能起到特定的养生效果,如红枣粥能补血养颜,山药粥能健脾益肾,绿豆粥能清热解毒,等等。

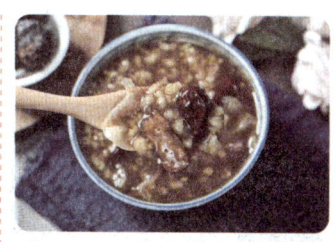

从现代科学的角度来看,李时珍的粥养理念极具前瞻性。我们日常摄入的食物多为复杂的大分子有机物,这些物质在进入血液供组织细胞利用之前,必须在消化道内被分解成结构简单的小分子。西医营养学中的"要素饮食"法,即将食物打成粉状以便直接吸收,恰恰印证了这一点。食物的形态对于人体消化、吸收至关重要，液体或糊状的食物因其分子结构小，能够轻松通过消化道黏膜上皮细胞进入血液循环，从而高效滋养人体。

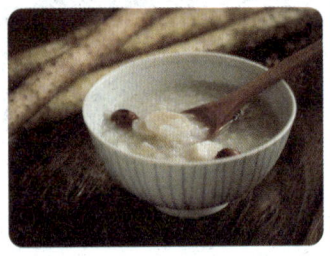

粥，作为一种典型的液体或半流质食物，以其细腻柔软的质地和易于消化吸收的特性，成为滋养身体的绝佳选择。在人生的不同阶段，无论是嗷嗷待哺的婴儿，还是大病初愈、久病体弱的成年人，抑或是年迈体衰的老年人，都需要通过细碎的食物来补养肠胃，加速气血的生成，促进身体的康复与健康。粥，以其独特的营养价值和温和的滋补效果，成为跨越年龄界限的"第一补人之物"，滋养着一代又一代人。

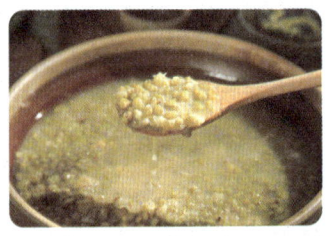

在快节奏的现代生活中，人们往往忽视饮食的健康与均衡。而一碗热腾腾的粥，不仅能为身体提供充足的能量，还能帮助人调节肠胃功能，增强身体免疫力。

五谷杂粮粥

李时珍说："古方有用

药物、粳、粟、粱米作粥,治病甚多。"古人用药材加上粳米、粟米或者粱米来煮粥,这个方法能治很多病。

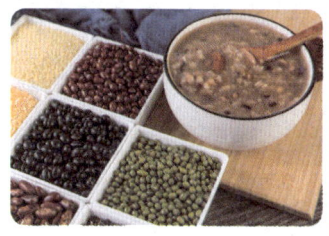

例如,他说:"糯米、秫米、黍米粥,气味甘,温,无毒,主益气,治脾胃虚寒,泄痢吐逆,小儿痘疮白色。"即用糯米、秫米、黍米熬成的粥,味道甘甜,性质温和,没有毒性。它们能够补充气血,对于治疗脾胃虚寒、腹泻、呕吐以及儿童水痘但颜色发白的情况都有帮助。又言:"粳米、籼米、粟米、粱米粥……利小便,止烦渴,养肠胃。"意思是说粳米、籼米、粟米,还有粱米熬成的粥,喝了之后能帮助排尿,止住口干舌燥的感觉,还能滋养肠胃。

补中益气药粥

《本草纲目》中记载了许多具有补中益气功效的本草,将它们融入粥中,往往效果更为显著。以下是几种能益气升阳的药粥的功效与做法。

【黄芪粥】

功效:补气升阳、固表止汗、利水消肿、托毒生肌。黄芪粥特别适用于肺脾气虚、汗出异常以及经常感冒的人群,能有效补养身体。

做法:将黄芪洗净后,

与适量的大米一同放入锅中,加入适量的水,用文火熬煮成粥即可。

【白术粥】

功效:健脾益气、固表止汗。对于经常食欲不佳、倦怠乏力、大小便异常的人群,白术粥能帮助他们养胃补脾。

做法:将白术洗净后,与适量的大米一同放入锅中,加入适量的水,用文火熬煮成粥即可。

【莲米粥】

功效:具有补脾止泻、补肾涩精、养心安神的功效。莲米粥对于脾胃虚弱、久泻不止、肾虚遗精、心神不宁的人群有很好的调理作用。

做法:将莲米洗净后,与适量的大米一同放入锅中,加入适量的水,用文火熬煮成粥即可。

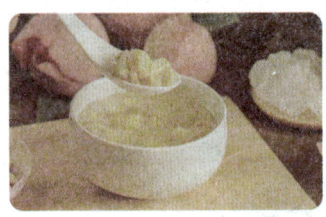

以上三种粥均简单易做,且营养丰富,大家可以根据自己的身体状况和需求选择合适的粥品进行调养。这些粥品中的本草药材在一般的中药店都可以买到,制作和食用均方便。

止咳平喘药粥

咳嗽是我们日常生活中常见的小毛病,中医认为这是外邪入侵导致脏腑受损,特别是肺部受到影响,从而引发有声有痰的症状。为了缓解咳嗽，中医提倡祛邪宣肺，并调理脏腑和气血。在《本草纲目》中，记载了许多能够清肺止咳的本草，以下是一些具有润肺止咳功效的药粥及其做法和功效总结。

【枇杷粥】

功效：化痰止咳、和胃降逆。枇杷与冰糖一同煮粥，有润肺化痰、和胃降逆的效果，对肺热咳嗽、胃热呕吐等症状有显著疗效。

做法：将枇杷洗净，与适量大米和冰糖一同放入锅中，加适量水，用文火熬煮成粥即可。

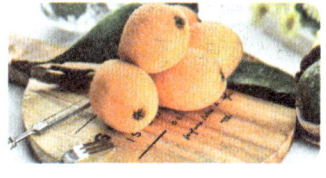

【麦冬粥】

功效：养阴润肺、养胃生津、清心除烦、润肠通便。对肺胃阴虚、干咳痰少、胃脘隐痛、食欲不振、心烦失眠、大便秘结等症状有良好疗效。

做法：将麦冬洗净，与适量大米一同放入锅中，加适量水，用文火熬煮成粥即可。

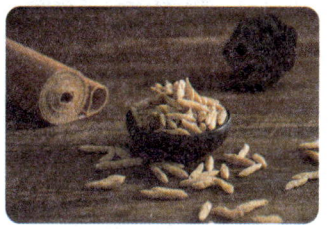

【白果粥】

功效：敛肺平喘、收涩止带。能够实现脾肾双补，能调理脾胃、化痰湿、归肾气，从而缓解喘嗽、白带异常等症状。但需注意不宜过量食用。

做法：将白果去壳去芯，与适量大米一同放入锅中，加适量水，用文火熬煮成粥即可。

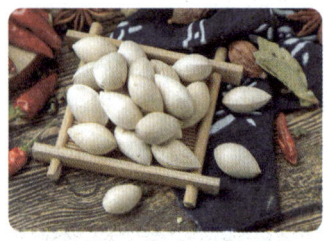

【荸荠粥】

功效：清热养阴、生津止渴、消积化痰。把荸荠与麦冬、梨汁、鲜藕汁等一同煮制，效果更佳。

做法：将荸荠去皮洗净，切碎后与适量大米一同放入锅中，加适量水或一同加入麦冬、梨汁、鲜藕汁等调料，用文火熬煮成粥即可。若需生食，应充分浸泡、刷洗并用沸水烫过后再削皮食用。

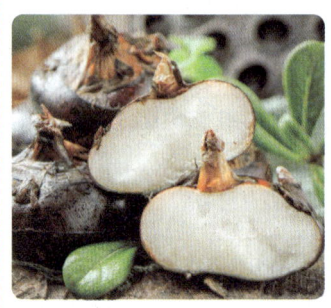

补血粥

中医认为气血各有其属性，气属阳而血属阴，因此补血类的药粥往往也具备养阴的功效，同样的，养阴类的药粥也能补血。需要注意的是，补血类药粥较为黏腻，对于那些平时痰多、胸闷腹胀的人来说，不宜过量服用。

【阿胶粥】

据《本草纲目》记载，

第五章 药食同源

阿胶能够治疗吐血、衄血、血淋、尿血、肠风等多种血证，同时还能和血滋阴、除风润燥、化痰清肺。将阿胶与大米一同煮粥服用，能够增强阿胶补肺的功效，是血虚、出血以及虚劳咳嗽等症状的食疗佳品。

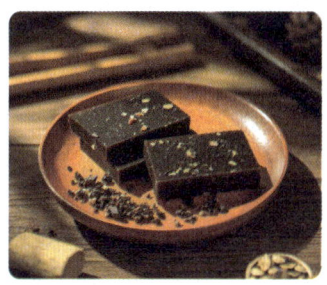

【龙眼粥】

《本草纲目》中提到，龙眼能够开胃益脾、补虚长智，具有补益心脾、养血安神的功效。它主要用于调理心脾虚损、气血不足所导致的失眠、健忘、惊悸、怔忡、眩晕等症状。龙眼在滋补的同时，既不滋腻也不壅气，是一种优良的滋补药材。经常食用龙眼粥，可感受到其良好的补益作用。

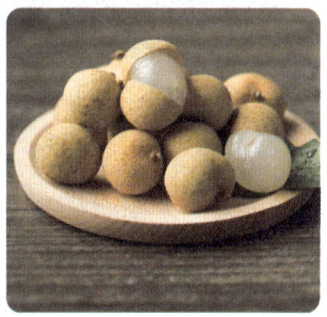

【大枣粥】

据《本草纲目》所述，大枣性平味甘，无毒，能够补中益气、养胃健脾、养血壮神、润心肺、调营卫、生津液、悦颜色、通九窍、助十二经、解药毒、调和百药。大枣根据加工方法的不同,可分为红枣和黑枣,入药时一般以红枣为主。

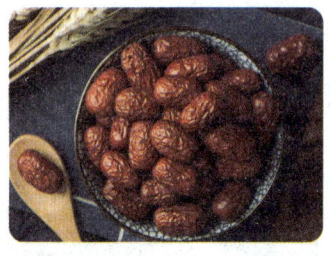

适量饮酒也能养生

在《本草纲目》的记载中,酒具有通血脉、行药势、温肠胃及御风寒等功效,适量饮用确有养生之效。然而,"适量"二字尤为关键,过量则伤身,适量则益体。

适量饮酒能够促进血液循环,缓解疲劳,尤其在寒冷天气里,一杯温热的酒可暖身驱寒。同时,酒还能作为药引子,增强某些药物的功效,更好地发挥药效。但值得注意的是,饮酒需量力而行、因人而异。过量饮酒不仅会损伤肝脏,还会影响神经系统和心血管健康。因此,在享受酒带来的养生效果时,务必控制饮量,切勿贪杯。

薏苡仁酒:祛风湿,壮筋骨

在《本草纲目》中,薏苡仁被频繁提及,它还有米仁、六谷及菩提子等别名。薏苡仁具备卓越的健脾除湿功效,能够有效解决因脾虚湿盛引发的一系列健康问题,诸如食欲不振、大便溏薄、身体水肿以及小便不畅等。在中医配伍中,薏苡仁常作为辅助药材,与清热解毒类药物联合使用,以增强疗效。

将薏苡仁用于泡酒，更是传统医学中的一大妙用。这种药酒对于缓解腰痛、膝痛等症状有着显著疗效，同时它还能祛除体内风湿，强健筋骨，促进身体的整体健康与活力。薏苡仁的多重功效，使得它成为中医养生和治疗中不可或缺的一味良药。

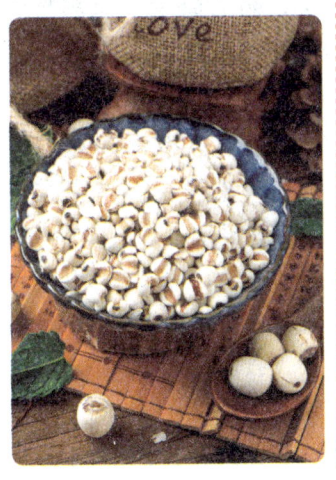

【本草应用——薏苡仁酒】

功效：祛风湿，强筋骨，健脾胃。

制作方法：用上等的薏苡仁粉，加上酒曲和米一起酿酒，或者把薏苡仁粉装在袋子里煮酒。

五加皮酒：温补肝肾，祛寒湿

五加皮酒融合了多种珍贵中药材的精华，其背后还流传着一段美丽的传说。相传，东海龙王的爱女不惜放弃仙籍，降临人间，与凡人致中和共谱恋曲。面对清贫的生活，公主心生怜悯，决心酿造一种既能强身健体又能疗愈疾病的美酒。致中和苦思冥想，却始终无法得出完美的配方，于是公主便悄悄透露了神仙传授的酿酒秘方:"一味当归补心血,祛瘀化湿用姜黄。"

而《本草纲目》中也详细记载了制作五加皮酒的一些中药材,这些药材大多包含在了下面的俗谚中:"甘松醒脾能除恶,散滞和胃广木香。薄荷性凉清头目,木瓜舒络精神爽。独活山楂镇湿邪,风寒顽痹屈能张。五加树皮有奇香,滋补肝肾筋骨壮。调和诸药添甘草,桂枝玉竹不能忘。凑足地支十二数,增增减减皆妙方。"这便是五加皮酒的传统配方。

时至今日,五加皮酒的配方已发展出多种版本,各自拥有独特的功效。在众多配方中,最为常见的一种旨在聪耳明目、祛虚补脾肺,尤其适合虚劳衰弱者饮用。

【本草应用——五加皮酒】

材料:党参0.6克、陈皮0.7克、木香0.8克、五加皮2克、茯苓1克、川芎0.7克、豆蔻仁0.5克、红花1克、当归1克、玉竹2克、白术1克、栀子22克、红曲22克、青皮0.7克、焦糖4克、白砂糖500克、肉桂35克、熟地0.5克以及脱臭酒精5000毫升。

制作方法:首先,将党参、陈皮、木香、五加皮、茯苓、川芎、豆蔻仁、红花、当归、玉竹、白术、栀子、红曲、青皮、肉桂、熟地等药材细细捣碎或研磨成粉。接着,准备一个干净的容器,将白砂糖和焦糖加入,并倒入适量的沸水,待其完全溶解后，再将之前研磨好的药材粉末一并加入，充分搅拌均匀，静置浸泡4小时。之后，缓缓倒入脱臭酒精，继续搅拌至所有成分均匀混合，再浸泡4小时。最后，将容器密封，置于阴凉处静置储存一个月。时间一到，便可开封过滤，去除药渣，留下清澈的酒液，即可享用这融合了自然精华的五加皮酒。

枸杞酒：护肝又明目

枸杞酒，作为中国传统家庭常备的养生佳酿，承载着深厚的健康智慧。《本草纲目》这部古典医籍中，对枸杞的赞誉不绝于书，称其能滋补体虚、增益精气、驱散冷风、强阳固本、止泪明目、强健腰脚。以枸杞浸泡于酒中，长期适量饮用，不仅能够促进筋骨强健，还能延年益寿，为人体带来诸多益处。

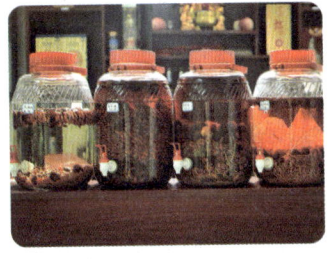

步入现代科学领域，枸杞的有效成分——枸杞多糖，成为研究的热点。科学研究表明，枸杞多糖在提升机体免疫力、延缓衰老方面有显著效果。此外，它还具备降低血脂、调节血糖、增强耐缺氧能力及抗疲劳等多重功效，为枸杞的传统养生价值提供了科学依据。饮用枸杞酒，不仅是对古老智慧的传承，更是现代科学与传统医学结合的体现，让人们在品味中收获健康与长寿。

【本草应用——枸杞酒】

功效：补虚弱，益精气，除冷风，壮阳道，止目泪，健腰脚。

制作方法：用甘州的枸杞煮烂，捣出汁来，和酒曲、米一起酿酒；另一种方法是把枸杞和生地黄一起装进袋子里，然后泡进酒里，泡好后把酒煮热了再喝。

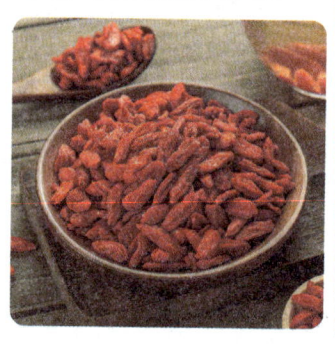

仙灵脾酒：益肾壮阳，通经络

或许"仙灵脾"这个名字听起来稍显陌生，但它另有一个广为人知的名字——"淫羊藿"。关于淫羊藿的神奇功效，流传着一段源自南北朝时期的传奇故事。那时，著名医学家陶弘景在一次采药之旅中，偶遇一位经验丰富的老羊倌。老羊倌向他透露了一个秘密：在树林和灌木丛间生长着一种奇异的植物，它的叶子呈青色，形状酷似杏叶，每根茎上分出数片，这种植物高度可达30～60厘米。神奇的是，公羊食用这种草后，与母羊的交配频次显著增加，且能保持长时间的勃起状态，不显疲软。

陶弘景听后,立即展开搜寻,并最终找到了这种植物。经过多次实验,他确认这种植物具有极强的补肾壮阳功效。《本草纲目》中记载:"豆叶曰藿,此叶似之,故亦名藿。仙灵脾、千两金、放杖、刚前,皆言其功力也。鸡筋、黄连祖,皆因其根形也。"

【本草应用——仙灵脾酒】

功效:益丈夫兴阳,理腰膝冷。

制作方法:取1斤淫羊藿,加入1斗酒,浸泡3天,泡好后每日服用。

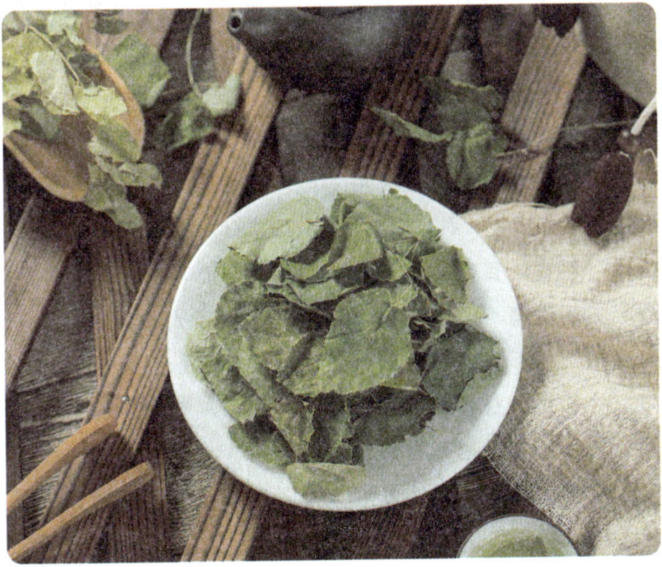

第六章　家庭必备的中草药

鹿茸

鹿茸作为"关东三宝"之一,其大补之效备受推崇。据《本草纲目》记载及现代应用经验,鹿茸味甘性温,能主治下恶血、寒热惊悸等症状,具有益气强志、生齿不老的功效。它主要用于治疗虚劳羸瘦、神经衰弱、眩晕、耳聋、目暗、腰膝酸痛、阳痿滑精、子宫虚冷及崩漏带下等问题,并能壮元阳、补气血、益精髓、强筋骨。鹿茸尤其适用于全身衰弱、年老体弱或病后恢复期的人群。

【本草应用——鹿茸当归丸】

功效:治精血耗涸、耳聋口渴、腰痛白浊、上燥下寒、不受峻补。

制作方法:取鹿茸(根据相关法律法规,使用人工养殖的鹿茸)1两,用酒蒸煮;再取当归1两,用酒浸泡。之后将两者焙干,研磨成细末。取乌梅肉煮成膏状,捣烂后与鹿茸、当归末混合,制成如梧子大小的药丸。每次服用时,用米汤送服50丸。

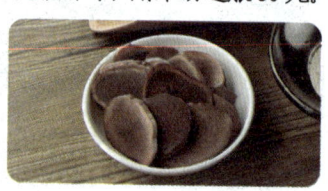

地黄

地黄作为一种常用的中药材，具有广泛而显著的功效。它味苦性寒，能够治疗元气受伤、气血虚弱及闭阻不通等症状，还能消除寒热积聚、风湿麻木及跌打损伤等问题。对于男性，地黄能辅助改善五劳七伤；对于女性，它能缓解中气不足、子宫出血等症状。

地黄还能润肠通便，缓解阴虚型便秘，补五脏内伤虚弱，通血脉，益气力，利耳目，助心胆气，强筋壮骨，用于腰膝酸软之症。它还能凉血生血，润肤除疾，祛除湿热，对于心脏功能失调、脾虚及足下发热疼痛等症状也有显著疗效。总之，地黄是一种多效合一的中药材，遵医嘱适量食用，对人体有益。

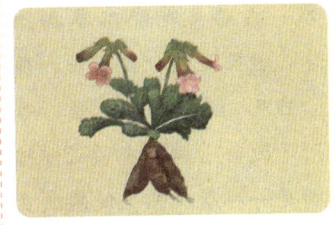

桂圆

桂圆，又被称为龙眼，因其种子圆润黑亮且带有白色突起的种脐，形似传说中的"龙眼"而得名。新鲜的龙眼肉质细嫩，汁多味甜，美味无比。将其烘干后，便成了中药中常见的桂圆。

桂圆味甘性温，无毒，主要入心、脾二经，具有补血安神、辅助改善脑疲劳（需更多临床研究）以及补养心脾的功效。桂圆还有补益作用，对病后调养及体质虚弱的人有辅助疗效。据另一古籍《得配本草》所述，桂圆还能"益脾胃、葆心血"。配伍黄芪、当归等用于改善心脾两虚型心悸桂圆是一种既美味又健康的食材，兼具食疗与药用的双重价值。

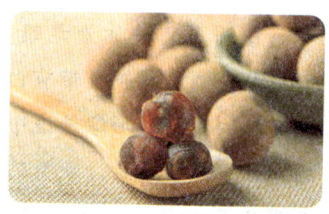

枸杞

枸杞是一种具有丰富功效的中药材，它能够壮筋骨、耐老、除风、补虚劳，还能补精气，对心脏病、肾病等有良好的辅助治疗作用。枸杞还能滋肾润肺、聪耳明目，使人肌肤润泽、精力旺盛，具有延缓衰老的功效。

《保寿堂方》里记载了一段关于枸杞的神奇故事。传说有一位行踪诡秘的奇人，名叫赤脚张，他向猗氏县的一位老人传授了一个以枸杞为主的食疗方。老人常年服用后，身体康健，鹤发童颜，脚步轻盈，行走如飞。更神奇的是，老人的牙齿也落而复生，并且阳事强健，老来得子，最终享寿百年。这个故事虽然带有传奇色彩，但它生动地展示了枸杞在延年益寿方面的良好作用，使得枸杞被人们视为一种珍贵的滋补药材。

第六章 家庭必备的中草药

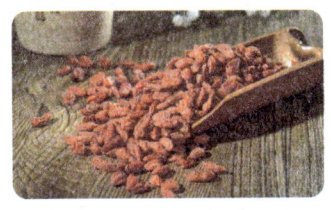

柴胡

柴胡作为一种中药材,其根部具有广泛而显著的功效。它主治腹部胃肠结气、饮食积聚、寒热邪气等症状,具有推陈致新的作用。长期服用柴胡可以轻身、聪耳明目、润泽肌肤、增强精力、延缓衰老,并有益精、除烦热、消痰止嗽、润心肺、添精髓、治健忘等多种功效。

柴胡还能治疗虚劳发热、骨节烦疼、肩背疼痛、劳乏羸瘦等症状,下气消食,宣畅气血,补五劳七伤。对于女性胎前产后的各种热证、腹部包块、胸胁痛,以及阳气下陷、肝胆热气等症状,柴胡也有很好的治疗效果。同时,柴胡的苗部还能治疗突发性耳聋。

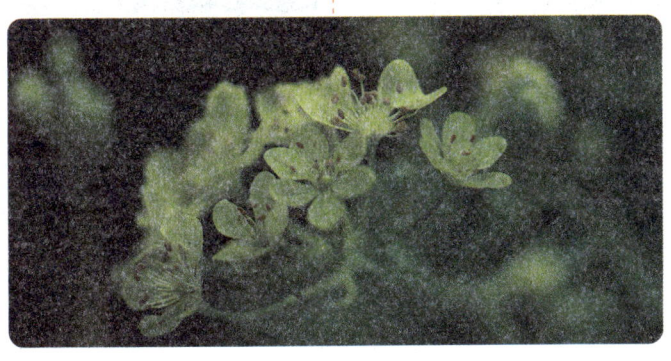

第七章 从头到脚，本草来呵护

姜葱米粥油：普通感冒发汗

粥油是指在大米或小米熬粥后，漂浮于表层的细腻、浓稠膏状物质，因此也有人称它为米油。粥油富含多种营养成分，包括蛋白质、脂肪、碳水化合物以及多种维生素和矿物质。这些成分在维持人体正常生理功能、增强免疫力等方面都具有重要作用。当感冒病人不喜欢喝姜汤时，可以用大米、生姜和小葱一起熬粥。姜葱米粥油中的生姜和葱都具有发汗解表的功效，能够促进身体排汗，从而驱散体内的寒气，对风寒感冒引起的畏寒、头痛身痛、鼻塞流涕等症状有很好的缓解作用。

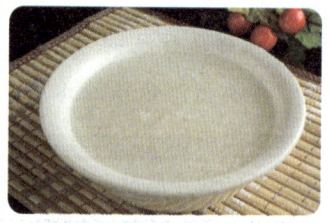

《本草纲目》记载，大米、小米味甘甜，主益气补中。大米能够补充中气，对于那些身体虚弱、容易疲倦、气短乏力的人，经常食用大米能够起到一定的调养作用，帮助身体恢复元气。当姜葱米熬成粥后,营养价值主要集中在粥油上,取表层粥油食用,是一种简单而有效的养生方法。故而在患普通感冒时,喝一碗姜葱米粥可以令人发汗,感到舒服。

白芷、川芎:治疗头痛

白芷味辛性温,可以用于治疗头痛。在治疗头痛方面,白芷能够祛风散寒,对于外感风寒引起的头痛有较好的缓解作用。白芷还能通鼻窍,改善鼻塞不通、流涕等症状,对于因鼻部问题引起的头痛也有一定疗效。

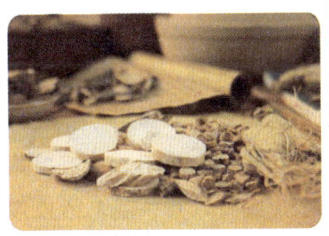

除了白芷,川芎也是治疗头痛的不错选择。川芎能够上行头目,祛风通络,改善头部气血运行不畅所致的疼痛。对于风邪所致的头痛、偏头痛等,川芎都有较好的缓解效果。《本草纲目》记载:"用白芷炒二两五钱、川芎炒、甘草炒、川乌头半生半熟各一两,共研为末。每服一钱,细茶薄荷汤送下。"此法可用于治疗紧张性头痛。

黄连:明目

《本草纲目》记载,黄连味苦性寒,主除热气,可明目。黄连虽苦,却可以医治眼疾,起到明目的效果。中医理论认为,肝开窍于目,肝火上炎或肝热会导致目赤肿痛、视物模糊等症状。黄连能够清泻肝火，从而起到明目的效果。

在日常生活中，眼睛的使用频率极高，尤其是长时间观看电子设备，会产生眼酸眼痛等不良后果。如果出现眼睛红痛的症状，可以用黄连与冬青叶煎汤洗眼。

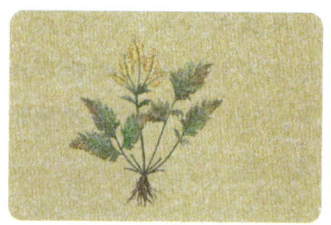

其他眼部问题，如眼袋重等，多是由熬夜或饮水过多引起的。这就需要在日常生活中，多吃粗粮、蔬菜，保持营养均衡。蔬菜富含维生素A、维生素C、维生素E等抗氧化物质，有助于保护眼睛免受自由基损害。也可以用无花果或者黄瓜敷在眼袋上15~20分钟。无花果和黄瓜都含有高水分和维生素，能够为眼部肌肤提供充足的水分和营养，同时其冷敷效果有助于收缩血管，减轻眼部浮肿。不管采用何种方法，科学用眼、健康用眼始终是关键。

热水泡脚

热水泡脚一直被视为健康养生的重要举措之一。那么热水泡脚为何对身体健康有益呢？脚处于阳气末、阴气始的位置，在人体部位中，脚阴气最重，极易受寒，并且脚部血液容易淤积，进而引起呼吸道疾病。故而以热水泡脚可以加快腿部的血液循环，有利于减轻腿部的静脉瘀血，防止静脉曲张。

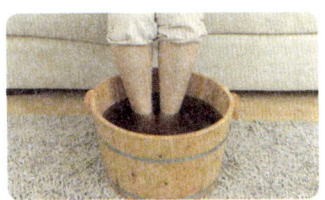

长时间坐或站立后，腿部容易出现酸痛的情况，此时适当用热水泡脚，能够扩张腿和脚部的末梢血管，增加脚部血流量，从而改善局部血液循环。在泡脚的过程中，热水中还可以加入楠木、桐木等。《本草纲目》记载："足部水肿。削楠木、桐木煮水泡脚，并饮此水少许。每日如此，直至病愈。"在《本草纲目》等中医典籍中有记载，楠木味辛、微温、无毒，可用于治疗足部水肿等症状。泡脚时加入楠木，可以温煦脚部，促进血液循环，缓解脚部水肿和瘀血问题。

除了楠木、桐木外，日常生活中的生姜也可以用于泡脚。生姜具有辛温发散的功效，能够温经散寒、祛风通络，有助于缓解风湿性疾病引起的关节疼痛和肿胀。洗脚水中还可以加入少许食盐。热盐水泡脚能够扩张血管，促进血液循环，缓解脚部疲劳和肿胀。

槐花散、凉血地黄汤：治疗痔疮、脱肛

痔疮是一种常见的肛门疾病，其发病率在人群中相当高。这可能与现代人久坐不动、饮食不节、排便习惯不良等因素有关。由于痔疮

的症状多样且轻重不一，很多人在没有明显症状或症状较轻时可能并未察觉，一旦症状加重，它就会对生活和工作造成较大影响。

槐花具有降血脂、防止血管硬化、凉血止血、清肝泻火等功效，对于痔疮出血有较好的止血效果。地榆能凉血止血、解毒敛疮，可用于治疗便血、痔血等症状，常与槐花合用以增强止血效果。具体配方为：槐花20克、地榆20克、黄连12克、诃子肉15克、木香12克、乌梅15克、黄檗10克、赤芍12克、生地炭20克、茜草炭20克、丹皮15克、甘草6克。将以上材料用水煎煮后服用。也可配合槐角丸、消炎合剂、麝香痔疮膏等一起使用。

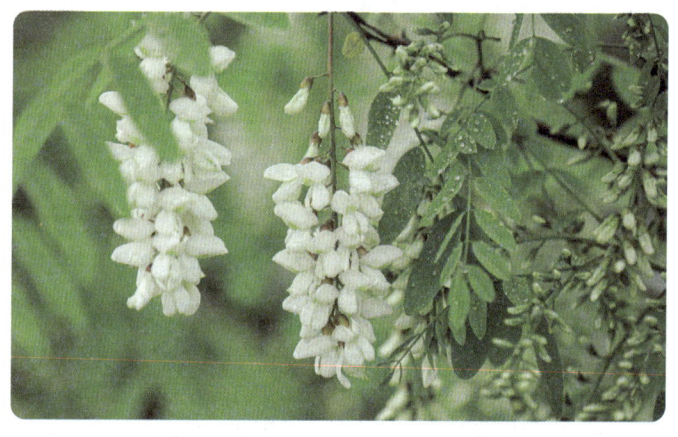

第八章 《本草纲目》中的女性养颜经

柠檬蜂蜜：紧致毛孔

毛孔粗大的原因有很多，对于年轻女生而言，皮肤尚未老化，因此只要精心护理，就能保持皮肤细腻。首先要确保能够彻底清洁脸部污垢，避免让多余的油脂残留在毛孔中。此外，在饮食方面，过度摄入辛辣、油腻食物，会导致皮脂分泌过多，加剧毛孔粗大问题。相反，为了保持皮肤细腻，需要多喝水，多摄入新鲜的瓜果蔬菜。

《本草纲目》中记载蜂蜜能"和营卫，润脏腑，通三焦，调脾胃"。蜂蜜具有清热解毒的功效。当蜂蜜和富含维生素C的柠檬搭配在一起时，可以起到紧致毛孔的作用。

【本草应用——蜂蜜面膜】

材料：10滴新鲜柠檬汁、3茶匙蜂蜜、3茶匙酵母粉。

制作方法：将柠檬汁、蜂蜜和酵母粉调和在一起，制成面膜后均匀涂于脸部，保持约15分钟后用温水洗净。建议每周使用2~3次。

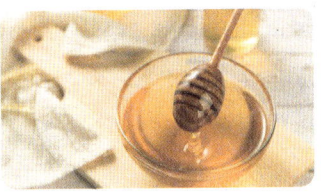

鸡蛋珍珠粉：祛除黑头

皮脂腺分泌活动频繁，毛孔堵塞后，皮脂腺分泌的油脂硬化，遇到空气氧化变黑，便形成黑头。此外，油性皮肤对空气中的灰尘有着更强的吸附性，空气中的污垢随着毛孔进入皮肤之中，使得毛孔进一步变大，加重了皮肤的粗糙程度。进入毛孔的污垢还会刺激皮脂腺，皮脂腺感染后就会催生粉刺。虽然黑头会带来诸多困扰，但是治疗起来并不难，生活中就有很多小妙招可以防治黑头。比如蛋清加珍珠的组合就对祛除黑头有不错的效果。

【本草应用——蛋清珍珠面膜】

材料：少量珍珠粉、蛋清。

制作方法：将少量珍珠粉放入容器中，加入蛋清，搅拌成膏状。将搅拌好的珍珠鸡蛋膏均匀涂抹在黑头区域。轻轻按摩脸部，直至珍珠鸡蛋膏变干，然后用清水洗净脸部。

值得注意的是，遇到黑头一定不能挤，否则不仅黑头会变大变硬，可能还会出现皮肤感染的症状。

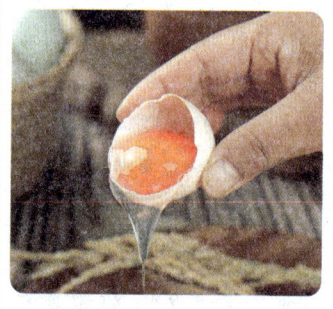

胡萝卜橄榄油：面部保湿

如果洗完脸一个小时内，皮肤就失去湿润感，或者出现皮肤脱皮、发痒的情况，这就说明皮肤缺水了。随着年龄的增长，皮肤保持水分的能力会下降，皮脂分泌不足，干燥、寒冷的气候，也会使皮肤的抵抗力下降，加快皮肤中的水分流失。对于年轻人而言，熬夜、偏食等问题也是导致皮肤缺水的重要原因。

不过皮肤缺水不必过于担忧，方法得当可以有效帮助皮肤锁水，保持湿润。《本草纲目·菜部·胡萝卜》中提到，胡萝卜味甘，有补中下气、调肠安胃的功效，食用胡萝卜有益于皮肤水润。胡萝卜富含的维生素A，食用可以润滑皮肤。除了食用外，胡萝卜外敷也是不错的选择。鲜胡萝卜挤汁，取10~30毫升，加入几滴橄榄油，外敷在脸部。10分钟后，用温水洗脸即可。

葡萄圆白菜：紧致肌肤

皮肤松弛是时间带来的问题，双下巴就是其表现之一。即使有时候脸上没有明显的皱纹，周围人还是能在你的脸上看出岁月的痕迹，这很可能就是皮肤松弛的原因。

随着年龄的增长，皮肤血液循环减慢，皮下组织慢慢失去活性，毛孔张力减小,毛孔变大,这预示着皮肤松弛已经开始。预防皮肤松弛,首先要补水,为肌肤细胞补充水分,有助于保持其弹性。在饮食方面,要多摄入抗氧化食物,如胡萝卜、西红柿、葡萄等。尤其是当葡萄与圆白菜搭配,可以为肌肤锁住水分。

【本草应用——圆白菜葡萄汁】

材料:圆白菜100克、葡萄80克。

制作方法:将圆白菜和葡萄分别洗净,一同放入榨汁机中,榨好的汁可直接饮用。

猪肝绿豆:明目

美貌最突出的特点就是一双会发光的眼睛,爱美一定不要忘记保护眼睛。现代社会中,随着电子办公方式的普及以及对电子产品的过度使用,用眼健康一直是一个重要且容易被忽视的问题。《本草纲目》记载,当归、白芍等可以补血,菊花、枸杞可以明目。

【本草应用——猪肝绿豆粥】

材料:猪肝100克、绿豆60克、大米100克。

制作方法:取绿豆、大米洗净备用。先将绿豆、大米用大火煮沸,煮沸后转小火慢炖,至八成熟,加入切好的条状猪肝,继续炖煮至熟,并适当调味即可。

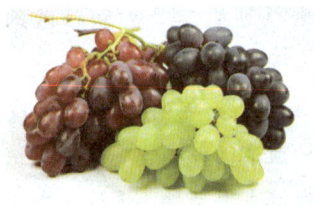

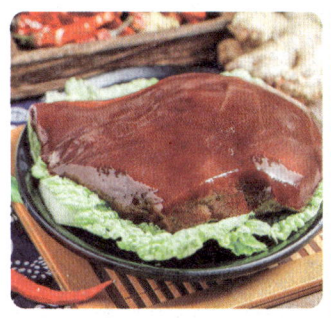

橄榄油燕麦片：祛除颈部皱纹

颈部连接着躯干与头部，在日常生活中一直是一个极容易被忽略的部位，无论是洗漱还是化妆，很多时候颈部都没有受到重视。在繁忙的生活当中，过度用颈会导致颈部皱纹的出现。尤其是夏天，颈部皱纹的出现也会给大家穿衣选择带来不少困扰。

要做好颈部防护，橄榄油与燕麦片有着不错的功效。橄榄油具有祛皱效果，洗澡时，可以将少量橄榄油均匀涂抹在颈部，这样可以起到预防皱纹的效果。或者搭配甜杏仁油，每天涂抹少量按摩颈部，久而久之就可以和颈部的皱纹说再见了。将燕麦磨成粉末，加入蜂蜜、水，然后涂抹在颈部按摩，也可以起到预防颈部皱纹的效果。

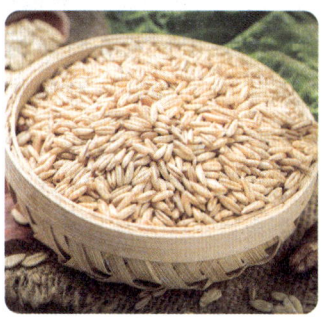

第九章 《本草纲目》帮你巧记食物功效

红色：生命力的来源

自古以来，红色就被视为生命力的象征，它蕴含着无尽的活力与激情。古人深信，枸杞能留住青春美色，李时珍在《本草纲目》中也曾记载，枸杞泡酒长期饮用可防老驻颜，这足以证明红色食物如枸杞具有滋补强壮、养颜润肤的神奇功效。

红色之所以是如此强大的生命力象征，与其所含的丰富营养成分密不可分。红色源于番茄红素、胡萝卜素、铁元素以及部分氨基酸等，这些成分使得红色食物成为优质蛋白质、糖类、膳食纤维、B族维生素和多种无机盐的重要来源。它们不仅能为人体提供必需的营养，更在无形中赋予了我们生命的活力。

对于那些经常感到疲劳或寒冷的人来说，红色食物无疑是他们的福音。这些食物具有显著的抗疲劳和驱寒作用，能够迅速提振人的精神，增强人的自信与意志力，让人在寒冷的冬日里也能保持温暖与活力。红色食物中的这些神奇成分，仿佛是大自然赋予我们的能量源泉,让我们在疲惫与寒冷中重新找回自我。

不仅如此,红色食物还扮演着促进新陈代谢的重要角色。它们能够加速脂肪的燃烧,无论是食品中的脂肪还是体内堆积的脂肪,都能在红色食物的帮助下得到有效消耗。这对于追求健康与美丽的人们来说,无疑是一个巨大的福音。红色食物既能满足我们的口腹之欲,又不必担心多吃发胖,成为"减肥一族"的青睐食物。

此外,红色食物还能促进血液循环,增强人体免疫力,让细胞焕发新生,从而起到延缓衰老的作用。它们如同生命的守护者,源源不断地为我们注入生命力,让我们在岁月的长河中保持青春与活力。

代表食物:赤豆、山楂、番茄、红薯、红苹果、红枣、枸杞、草莓等。

赤豆

赤豆性平味甘,无毒,主治功能广泛,包括下水肿,排除痈肿脓血,消热毒,止腹泻,利小便,除胀满以及催乳汁等。赤豆的叶和芽也具有一定的药用价值,叶可祛烦热、止尿频,煮食还能使人耳聪目明、肌肤润泽、精力旺盛,有延缓衰老之功效;芽则可治疗漏胎和房事伤胎。然而,常食赤豆也可能导致身体虚弱和枯瘦,且需避免与腌制的鱼同食。

山楂

山楂的主要功效包括消食健胃、行气散瘀以及化浊降脂。它能够促进胃肠消化,改善脾胃功能,消散体内瘀血并畅通血液,同时还能降低血脂,辅助治疗高脂血症、高血压和冠心病等疾病。

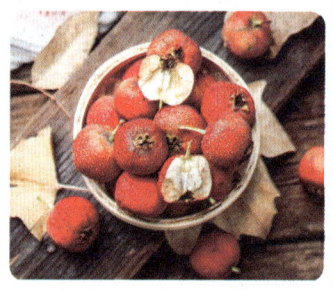

【本草应用——番茄胡萝卜汤】

材料:番茄300克、胡萝卜250克、西芹200克、洋葱半个、生姜2片、清水适量、食盐少许。

制作方法:将所有食材用清水仔细清洗干净,确保无泥沙残留。接着,将番茄均匀切成四块,胡萝卜去皮后切成薄片,西芹切成适口小段,洋葱则切成细丝,生姜切片备用。在煲中注入足量的清水,用猛火将其迅速烧开。水开后,依次放入准备好的番茄块、胡萝卜片、西芹段、洋葱丝和生姜片。待所有材料下锅后,转用中火煲煮60分钟,让食材中的营养成分充分溶解于汤中,形成浓郁的汤底。60分钟后,根据个人口味加入少许食盐进行调味,轻轻搅拌均匀后即可关火。此汤不仅色彩鲜艳,诱人食欲,更富含多种对人体有益的营养成分,常饮有助于补血养颜、提升气色。

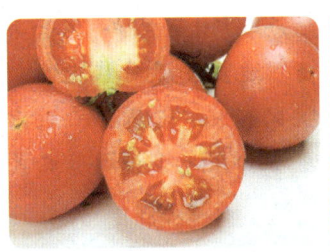

黄色：天然维生素C的源泉

在色彩斑斓的自然界中，黄色食物以其独特的魅力与丰富的营养价值，成为人们餐桌上不可或缺的一部分。据《本草纲目》记载，玉米作为黄色食物中的佼佼者，其性味甘平无毒，具有调中开胃的显著功效。而现代医学的研究，则进一步揭示了玉米的利尿与降血糖作用，特别是对于高血压和糖尿病患者而言，常服用玉米须煮水，无疑是一种简单而有效的食疗方法。

黄色的魅力远不止于此，它源于食物中丰富的胡萝卜素和维生素C。这两种营养成分，如同自然界的瑰宝，拥有着广泛而强大的健康效益。它们在抗氧化、提高免疫力、维护皮肤健康等方面展现出了惊人的协同作用，有助于为人体筑起一道坚实的健康防线。

黄色食物，如玉米、南瓜等，不仅是高蛋白、低脂肪的佳品，更是高脂血症患者的理想选择。它们不仅能够满足人体对营养的需求，还能有效调节血脂，降低患心血管疾病的风险。因此，黄色食物被誉为"黄金食物"，实至名归。

更令人欣喜的是，黄色食物还具有神奇的修复作用。在快节奏的现代生活中，精神压力、不科学的减肥方法以及环境污染等因素，都可能对我们的身体造成伤害。而黄色食物中的营养成分，就像大自然的修复师，能够帮助我们修复受损的身体组织，恢复健康与活力。

此外，黄色食物还能促进内脏器官的正常工作，提高代谢功能，从而达到美白肌肤的显著效果。人们常说"一白遮百丑"，追求健康美丽的人们，不妨在日常饮食中多加一份黄色食物。

代表食物：杏、黄豆、玉米、香蕉、花生等。

杏

杏具有独特的性味与功效。杏味酸性热，并含小毒，适量食用对特定健康状况有益。它适合心脏病患者食用，能够调节相关症状。

然而，生吃杏过多可能会伤及筋骨，且因其性质多热，过量食用可能导致疮疖、膈热、旧疾复发、眼盲及须眉脱落等不良后果，还会生痰热，使人精神昏乏。但将杏晒干作为果脯食用，则可以祛除冷热毒。

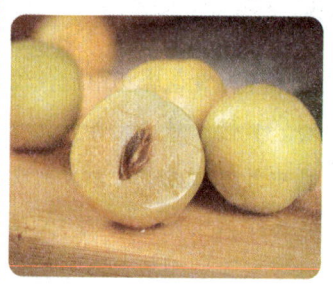

黄豆

黄豆具有宽中下气、调

养大肠、消水胀肿毒的功效。它不仅可以作为优质蛋白质的来源，还含有多种维生素和矿物质，对人体健康有着多方面的益处。适量食用黄豆有助于改善肠道功能，消除水肿和体内毒素。然而，过量食用可能会带来一些不适。

【本草应用——松仁玉米】

材料：松仁适量、甜玉米粒适量、青红椒适量。

制作方法：先将青红椒洗净切粒，炸熟松仁，并将玉米粒煮熟备用。热油炒香青红椒粒，加入玉米粒，加入适量的盐、味精、白糖等调味料炒匀入味，最后用淀粉勾芡，装盘时撒上炸好的松仁后即可享用。

绿色：人体天然的"清洁工"

自古以来，绿色就被视为生命的象征，而在食物的世界里，绿色食物更是以其独特的营养价值和健康效益，成为我们体内不可或缺的"清洁工"。绿色食物之所以能成为我们体内的"清洁工"，得益于它们所含的丰富叶绿素和多种维生素。叶绿素是植物进行光合作用的关键物质，它不仅能够促进肝脏的解毒功能发挥，还能有效清理肠胃，防止便秘，降低直肠癌的发病率。

同时，绿色食物中的维生素和矿物质也是人体不可或缺的营养元素，它们能够补充人体所需的营养，激发体内的原动力,促进消化和吸收,从而达到抗老化的效果。

此外,绿色食物还具有增强体质的作用。常吃绿色食品还能够舒缓精神压力、预防偏头痛等疾病,让我们在忙碌的生活中保持宁静与健康。

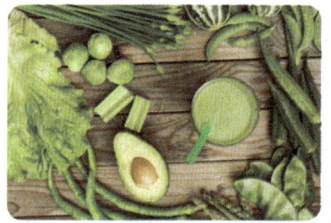

代表食物:绿豆、竹笋、油菜、菠菜、小松菜、香菜等。

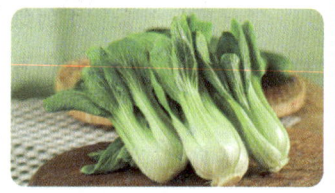

绿豆

绿豆具有多重健康功效。它能够消肿通气、清热解毒,可用于治疗丹毒、烦热风疹等,并能解除药石、热气等造成的不良反应。绿豆还能滋补肠胃,其作为枕头的填充物可使眼睛清亮。此外,绿豆对于伤风头痛、呕吐等症状也有缓解作用。长期适量食用绿豆,能够补益元气、调和五脏、安神定志、通行十二经脉、滋润皮肤除皮屑。

绿豆汤不仅解渴,还能有效解除药草、牛马肉、金石之毒。但需注意,绿豆不宜与鲤鱼同食,以免对肝脏和胃产生负面影响。绿豆肉性平,皮性寒,能解金石、砒霜、草木等毒素,适合生研后和水服下。

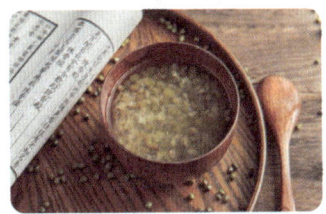

曾经有个人因为喝了太多的附子酒，头肿得跟斗一样大，嘴唇也干裂流血。他赶紧嚼了几碗绿豆和黑豆，并且煮了这些豆子的汤来喝，这才解掉了酒里的毒。

竹笋

竹笋，尤其是苦竹笋，具有治疗失眠、清除面部和舌头上的热黄、缓解消渴症状的功效。此外，还有聪耳明目、轻身健体、滋润肌肤、增强精力、延缓衰老的作用，并能解酒毒、除热气，有助于促进人体健康。

它能调理心烦气闷，还能益气力、利尿、下气化痰，对于风热引起的脚气以及出汗后伤风导致的失音也有治疗效果。将干苦竹笋烧研后加盐，还可以用来擦治牙疳。

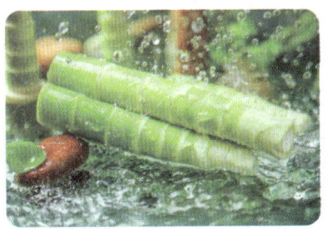

【本草应用——菠萝炒苦瓜】

材料：百合200克、菠萝果肉200克、苦瓜250克。

制作方法：先将菠萝果肉和苦瓜洗净切成小片，百合洗净并削去外部黑色边缘。热锅加油，放入百合、菠萝果肉和苦瓜翻炒至将熟，最后加入盐和味精调味，盛出装盘即可享用。

黑色：滋阴养肾

黑色食物因其营养成分齐全且质优量多，被视为健康的象征。它们能在一定程度上降低动脉粥样硬化、冠心病、脑卒中等严重疾病的发生率，是滋阴养肾的佳品。

黑色食物中的抗氧化物质如硒，有助于加速血液循环，防止皱纹产生；而丰富的氨基酸、微量元素（如铁、锰、钙）以及维生素E等，则具有益脾补肝、改善虚弱体质、增强免疫力、提高自愈能力等多重功效。黑色食物还能促进激素分泌，协调身体平衡，展现出卓越的美肤效果。

代表食物：黑芝麻、黑米、黑豆、蘑菇、木耳等。

黑芝麻

黑芝麻具有益肝、补肾、养血、润燥、乌发及美容保健等多重功效。据《本草纲目》记载："服至百日，能除一切痼疾。一年身面光泽不饥，两年白发返黑，三年齿落更生。"意思是长期服用黑芝麻可除痼疾、使身体更有光泽，甚至能让白发转黑、牙齿脱落后再生。

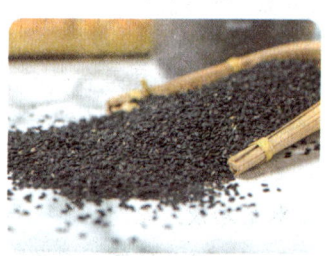

【本草应用——木须肉】

材料：水发木耳30克、鸡蛋4个、瘦肉50克，熟笋50克、葱30克,料酒、味精、酱油、精盐和素油各适量。

制作方法:将木耳、瘦肉、熟笋和葱分别切成细丝,放在一旁备用。将鸡蛋打入碗中,用筷子或打蛋器充分搅匀,直至蛋液变得细腻均匀。在炒锅中倒入适量的素油,烧热后倒入蛋液,用锅铲迅速翻炒至鸡蛋熟透,出锅备用。在原锅中再次上火,倒入适量的素油烧热。接着,投入切好的葱丝和肉丝,用锅铲煸炒至肉丝变色。随后,加入料酒,切好的笋丝、木耳丝以及适量的精盐、味精和酱油,继续翻炒数次,使食材充分融合。将之前炒好的鸡蛋再次下锅,与锅中的其他食材一起翻炒均匀。木须肉不仅色香味俱佳,而且富含膳食纤维和蛋白质,有助于促进肠道蠕动,排出体内毒素。

白色:生命的能量仓库

白色食物富含蛋白质、纤维素、抗氧化物质及钙质等多种营养元素,有助于提高免疫功能、预防溃疡病和胃癌、保护心脏健康,并能提供维持生命和运动所需的能量。白色食品如豆腐、奶酪、蛋类和牛奶制品等富含优质蛋白质,有助于骨骼健康,而白米则富含糖类,是身体不可或缺的能量来源之一。

代表食物:米饭、牛乳、豆腐、酸奶、白芝麻等。

【本草应用——人参蜂蜜粥】

材料：蜂蜜50克、生姜5克、韭菜5克、粳米100克、人参3克。

制作方法：将人参仔细清洗干净，放入清水中浸泡一夜。将泡好的人参连同泡参水一起倒入砂锅中，再加入洗净的粳米。用大火将水煮沸后，转小火慢慢煨煮。当粥快要煮熟的时候，加入蜂蜜、切好的生姜片和韭菜末。用勺子轻轻搅拌，让这些食材与粥充分融合。

这道人参蜂蜜粥不仅口感细腻、香甜可口，而且具有极高的营养价值。人参能大补元气、固脱生津、安神益智；蜂蜜则能润肠通便、润肺止咳、益气补中；生姜和韭菜则能温中散寒、行气活血。这些食材的完美结合，使得人参蜂蜜粥成为一道调中补气、清肠通便、润泽肌肤的佳品。

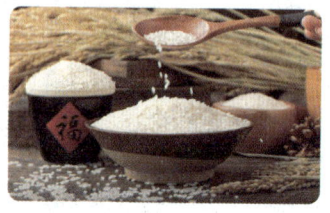

蓝色：镇定烦躁情绪

蓝色食物并不常见，但出乎意料的是，它们具有良好的抗癌作用，能有效减慢癌细胞的生长，甚至杀死癌细胞，如蓝莓等一些浆果类水果以及部分白肉淡水鱼等。同时，蓝色食物还具有镇定作用，但需注意适量食用，以免冷静过度导致情绪低落。因此，从预防疾病的角度来看,我们应当在日常饮食中适当增加蓝色食物的比重。

代表食物:蓝莓、海藻等。

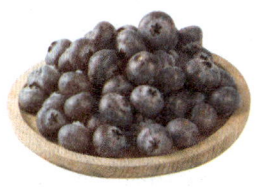

【本草应用——蓝莓奶昔】

材料:蓝莓150克、鲜奶100毫升、酸奶50毫升、柠檬汁30毫升。

制作方法:将清洗好的蓝莓、鲜奶、酸奶和柠檬汁一同放入果汁机中。启动果汁机,将这些食材充分搅拌均匀,直到形成细腻的奶昔状。最后,将制作好的蓝莓奶昔倒入杯中,就可以尽情享用这款美味又健康的饮品了。

蓝莓奶昔不仅口感丰富,酸甜适中,而且富含多种营养成分。蓝莓中的花青素等抗氧化物质,能够有效抵抗自由基的侵害,保护心血管系统;鲜奶和酸奶则提供了丰富的蛋白质和钙质,有助于增强身体免疫力,促进骨骼健康。柠檬汁的加入,更为这款饮品增添了一丝清新的酸味,让人回味无穷。

紫色:延年益寿

紫色是一种神秘而魔幻的颜色,不仅令人着迷,更在食物世界中蕴含着令人惊叹的健康奥秘。对于身处高压环境中的上班族而言,紫色食物犹如一剂强心针,能够有效缓解身心压力，带来宁静与放松。

紫色蔬菜水果中富含的花青素，是一种极具抗氧化能力的神奇物质。它不仅能够抵御自由基的侵害，延缓细胞衰老，还能有效预防高血压，保护肝脏。这种独特的营养成分，让紫色食物成为现代人追求健康、延长寿命的优选。

紫色食物对视力健康也大有裨益。在电子产品泛滥的今天，长期用眼已成为许多人的常态。而紫色食物中的某些成分能够改善视力，缓解眼睛疲劳，为"用眼一族"带来福音。

更令人惊喜的是，紫甘蓝、茄子和紫菜等紫色食品，还是碘元素的宝库。碘是人体必需的微量元素之一，对维持甲状腺功能至关重要。同时，紫色食品还备受男性青睐，如洋葱等壮阳食品，是男性保健的佳品。

代表食物：茄子、紫甘蓝、紫菜等。

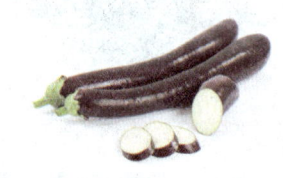

茄子

《本草纲目》中提到茄子，称其味甘、性寒、无毒。茄子能治疗发冷发热、五脏的疲劳损伤以及瘟疫这类疾病。此外，吃茄子可以帮助消散瘀血、缓解疼痛，还能治疗痢疾、促进排尿、消肿以及让肠道更通畅。